糾出生活中的**姿勢陷阱**！從趄
韓國復健專家圖解矯正**150種**ﾠ
徹底解放你的痠痛！

ﾠNG慣性姿勢，

U0044164

全圖解　자세가 잘못됐습니다

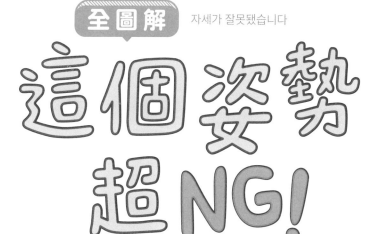

這個姿勢
超NG!

韓國運動復健專家

李鍾旼醫師 이종민 —— 著

楊爾寧 ———— 譯

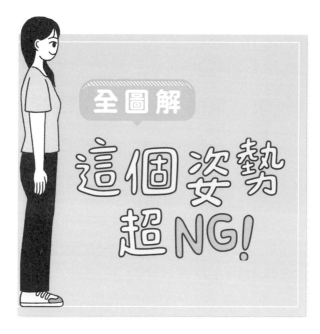

全圖解

這個姿勢超NG!

韓國知名運動復健專家 李鍾旼

成為你的疼痛專科 主治醫師

一天23小時
讓我來當您的疼痛專科主治醫師

50多歲的主婦花芬（化名）日前因為慢性腰痛的毛病，來到了我的診療室。雖然她已經在家附近的醫院持續接受藥物和物理治療，但過了幾個月也不見好轉。她覺得可能是自己運動不足，看著YouTube影片跟著做有益改善腰痛的運動，從上個月開始每週做三次皮拉提斯。但腰痛的問題越來越嚴重，右臀甚至右腿整個發麻，兩週前還去了趟疼痛專科醫院。經過腰椎間盤診斷後接受了注射治療。一開始一週看起來效果還不錯，但最後還是因為腰疼腿痛，來到我這裡。

花芬女士真的付出了很多努力，但因為腰痛沒有改善而忿忿不平，鬱鬱寡歡。我調閱了她之前的X光片和MRI影像。右側第五腰椎和第一骶骨之間的椎間盤壓迫到神經，在醫院也有好好接受注射治療。那麼是什麼原因，讓花芬女士難受不已的疼痛消失不了呢？

我仔細檢視了花芬女士一整天的生活起居。花芬女士覺得床墊很悶熱，所以每晚都在地板上鋪被子睡覺。早上起床後摺好棉

被，在地板上的矮桌急忙解決早餐，便趕去要上班的女兒家幫忙照顧11個月大的孫子。直到女兒三點下班之前，反覆著哄睡、餵食、安撫，一天重複好幾次把孫子抱起和放下的動作。回家後做了一會運動，睡前繼續坐在矮桌前讀一個半小時的聖經，然後又在地板上鋪棉被睡覺。

　　儘管接受了藥物和注射治療，但花芬腰痛無法解決的原因，就在日常生活之中。反覆進行彎腰的動作，腰椎間盤一定會被持續壓迫，即使進行藥物治療，疼痛也會加重。地板上無論有沒有鋪棉被，在矮桌上吃飯或唸書等的坐式生活，比起睡在床上或在餐桌吃飯，更容易為腰部造成負擔。而觀察花芬女士抱孫子起身的姿勢也發現，比起使用臀部和腿部，她偏好彎腰抱起的動作，而觀察她讀聖經的姿勢也發現，桌子的高度比坐著的高度來得矮，因此令腰部前彎，對椎間盤造成負擔。而跟著YouTube影片做的運動中，也包括了對腰椎間盤病患不利的仰臥起坐等動作，而皮拉提斯也有像是側腰彎曲和腰部的過度旋轉動作。

我把花芬女士錯誤的生活習慣一一指出，也示範了正確的姿勢。兩週後，光是看到花芬女士笑容滿面，我就知道她的疼痛減輕了不少。一個月後疼痛更進一步減少，幾個月後疼痛幾乎消失，和可愛的孫子享受著天倫之樂。

　　藥物、注射、熱療與電療等在醫院進行的治療行為，是為了控制住疼痛的大火，並無法將其完全撲滅。為了不讓剩餘的火星蔓延開來，我們必須好好進行管理，徹底消滅才行。不良的姿勢和生活習慣，就好像在這種星星之火上淋汽油一般。

　　醫生替患者們在進行診療、藥物和各種治療的時間，一天頂多只有一小時，而剩下的23小時則完全屬於各位。

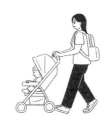

　　接下來就端看我們自己要如何度過這23小時了。我想寫的是一本像主治醫師一樣，能陪伴大家23小時的書。希望在我們的百歲生命中，這本書能夠奉獻微薄之力，讓我們不要因錯誤的姿勢或習慣而生病。

2023年於診療室
李鍾旼

目錄

Part 2 慣性的姿勢陷阱

intro

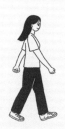

不舒服的原因就出在姿勢

　　因疼痛而造訪我診療室的病患，有越來越年輕的趨勢，而這絕非好現象。曾被認為是高齡疾病的椎間盤損傷，病患年齡已經下到10幾歲，他們因脖子或腰部疼痛而受苦；好發於50幾歲病患的「五十肩」——沾黏性肩關節囊炎，也開始出現在30幾歲的人身上。我的診療室裡擠滿了年紀輕輕的疼痛病患。

　　在50歲以上的人身上出現的疼痛，大部分與肌肉和關節老化（退化性）或職業有很大的關係。相反地，在年輕人身上出現的疼痛，主要是由姿勢不良或運動不足等生活因素所導致。由於新冠肺炎疫情，大家開始改採遠距教學和居家辦公，長時間保持坐姿的緣故，令抱怨疼痛的年輕人更多了。如右圖所示，長時間使用電腦設備時，我們會把脖子向前伸（烏龜頸）、肩膀向前蜷縮（圓肩）、腰部微駝（駝背）。烏龜頸和駝背會增加頸部和腰部的椎間盤壓力並造成傷害；而圓肩會在抬高手臂時造成肩夾擠症候群，導致肩膀肌肉撕裂。

　　此外，站著等公車時，經常會將全身重量集中在單腳上，在咖啡廳翹著二郎腿坐著，或用一隻手托著下巴念書等等。或許是

覺得「暫時維持不良姿勢應該沒那麼嚴重吧？」人們經常在無意間做出上述的不良姿勢，但這些姿勢其實是早已養成的習慣，經由無意識地反覆，最終導致長時間持續著。不良的慣性姿勢會對特定部位的關節、肌肉和韌帶等處造成過大的壓力，導致細微損傷。損傷累積便產生疼痛，最後這些不良的姿勢和錯誤的生活習慣，便如同滴水穿石一般地傷害我們的身體。在壞習慣對身體造成更大傷害之前，讓我們儘快找出它們並且矯正過來吧！

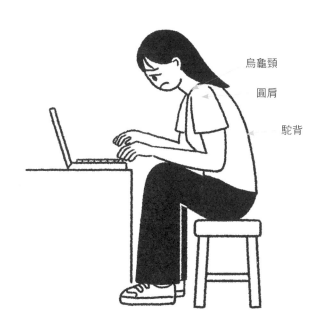

烏龜頸

圓肩

駝背

疼痛的元凶就藏在身體裡

人類透過進化，獲得了非常複雜且精巧的保護機制，其一就是對疼痛的感知。疼痛曾經只是一種令人不適的感覺，但實際上是在發出危險的警告，通知我們進行治療的保護機制。但疼痛是一種不舒適的感覺和心理體驗，無論是誰都想避免。如果能釐清身體出現疼痛的部位在哪裡，以及我們的行為如何造成疼痛，就可以提前告別疼痛。

我們能夠移動身體，要多虧身體的肌肉骨骼系統（骨頭、肌肉、關節、肌腱等）。不良的姿勢和錯誤的生活習慣會攻擊這些肌肉骨骼系統，引起各種疼痛。讓我們透過以下九人的案例，了解導致我們身體疼痛的罪魁禍首吧！

❶ 骨頭Bone

剛開始打高爾夫球三個月的姜先生，在確定要打夫妻雙打之後，心情就開始忐忑不安。

他每天早上都去上課，傍晚則獨自練習，有一天還因為時間緊迫，跳過了伸展運動便直接練習。昨天按照教練矯正的姿勢，把球桿揮得很用力，因此球桿比平常更常揮到了地面，腰部的轉動幅度也更大。他一心想著最後一次揮桿一定要打好，於是用力揮動手臂，右胸卻突然一陣劇痛令他叫了出來。因為每次呼吸都感到疼痛，即使是輕微的咳嗽也導致劇烈疼痛，所以只好來看醫生。照了 X 光後，診斷出肋骨疲勞性骨折。

骨頭是人體中可以從外觸摸到的堅硬結構。嬰兒時期有450根，但隨著年齡增長，多個骨頭會合併，成人最終有206根骨頭。有像是頭骨和肋骨之類的骨頭，保護著大腦和心臟等體內的重要器官；也有像脊椎骨一樣能夠上下伸展，扮演支撐身體的角色。更重要的是，骨頭是能夠讓我們的身體移動，並承受移動時所施加巨大力量的堅硬組織。

當人們跌倒或扭到時，因為受到強大衝擊，容易發生骨折或瘀青，進而引發疼痛。造成的主因通常是車禍或被重型機械壓傷等重大事故，受傷者可能因極度疼痛而無法動彈，甚至無法觸摸。然而，如果是因更年期、藥物使用、疾病而導致骨骼變得脆弱，或反覆受到力量集中施壓，即使是輕微的力道也可能導致骨折。更年期後的女性或老年人骨質疏鬆症嚴重，即使是跌坐等小摔傷或是舉起物品、咳嗽等輕微的衝擊，也會造成骨折。

甚至在沒有明顯外傷的情況下，僅是自己的體重就造成椎骨的壓迫性骨折。頻繁跑步或進行跳躍動作（籃球、足球、馬拉松等）的運動選手或普通人，或時常進行訓練的軍人，也常發生小腿骨（脛骨）局部疼痛的疲勞性骨折。如果沒有發生特殊情況而疼痛持續或加劇，務必及時就醫。

❷ 骨骼肌 Skeletal Muscle

> 決心減肥的李先生前往健身房，當他一打開團體運動室大門，立即傳來動感的樂聲。因為覺得和大家一起運動比獨自運動更有趣，所以在完成報名後，他沒有暖身立即開始四處跑動，突然間右小腿傳出「啪」的一聲，同時感受到劇烈疼痛。他痛得連走路都一瘸一拐，回到家發現小腿瘀血還腫了起來。因為小腿肌肉平時不常使用而變得脆弱，沒有暖身之下便造成撕裂傷。

我們可以按照意願自由活動身體。和心臟之類的內臟肌肉不同的是，包裹人體的骨骼肌是可依照想法自由運動的「隨意肌」（voluntary muscle）。當大腦下達指令，神經會傳導電訊號，由多條肌纖維（肌束）組成的肌肉就會收縮。肌肉的兩端多由肌腱連接在骨骼上，少部分則直接黏附在骨骼，拉動骨骼而使身體運動。透過這樣的作用，我們便能奔跑、跳躍、投擲或舉起物品。

骨骼肌除了運動之外，還扮演許多重要的角色。維持姿勢、活動胸廓來呼吸、產生熱量以維持體溫，並分泌可分解脂肪、抑制癌症、提升記憶力的肌肉賀爾蒙「肌肉激素」（myokine）。為了保護可貴的骨骼肌，我們不僅要保持苗條的身材，更應該堅持進行定期的肌力鍛鍊。

肌肉拉傷是體育運動中常見的負傷之一。若對肌肉施加過大的力量，肌肉纖維和周邊的結締組織便會受損，導致肌肉緊繃、撕裂或在肌肉出現瘀青（瘀傷）。韓國職業足球員孫興慜也在2020～2021年兩度左腿後腱（大腿後肌）受損，並且經歷了右小腿扭傷，康復後才回歸賽場。平時不怎麼使用肌肉的中老年人，肌肉會變得脆弱，即使是跳森巴舞或是進行輕量肌肉運動，也有可能發生肌肉撕裂傷。如果感到疼痛，必須仔細觀察疼痛的部位是否腫脹或變紅並產生灼熱感。如果有上述症狀，一定要就醫確認肌肉是否撕裂。

❸ 筋膜 Fascia

平時喜歡穿高跟鞋的金小姐參加了公司的登山活動。因為一向對運動沒興趣，所以當然也沒有登山鞋，因此她不得不穿著家裡的硬底增高鞋完成攻頂。隔天早上醒來，從床上起身踏出第一步時，腳後跟便感受到劇烈疼痛。原來是腳底的筋膜受傷，使足底筋膜炎發作了。

筋膜是包裹著肌肉的膜，由膠原蛋白纖維所組成，位於皮膚的最下層，扮演著保護肌肉、支撐身體的角色。腳底的筋膜能支撐我們全身的重量，若是使用不當，會導致損傷和發炎，進而引發疼痛。

❹ 肌腱Tendon

經營服裝店已經十年的朴先生，今天照常前往東大門的批發商街，親自將大包小包的衣服扛回來。由於冬衣比較重，他覺得右肩有點不舒服，不過右肩偶爾也會痛，一想到期待新衣服的常客們，他便忽視了。為了讓衣服看起來更顯眼，他把好幾件又重又長的大衣高掛到衣架上，整理好之後肩膀的疼痛變得更加嚴重。伴隨著刺痛的感覺，手臂再也抬不起來了。雖然平常有在游泳、打網球和高爾夫球等運動來維持健康，但如今疼痛如此嚴重，活動也處處受限，他擔心地前往就醫，診斷的結果是旋轉肌撕裂。

肌腱是緊密排列的膠原纖維組織，與肌肉和骨骼相連，使其既強韌又能靈活活動。有了肌腱，我們才能承受肌肉收縮的強大力量，並將這股力量傳遞給骨骼以進行運動。此外，肌腱還扮演著調節肌肉鬆緊度的重要角色，在肌腱被過度延展時，使我們得以感受到並放鬆肌肉，以防止肌肉撕裂。

健康的肌腱突然斷裂的情況很少見，但平時如果經常姿勢不良和習慣過度使用肌腱的話，就很難說了。若肌腱發炎或出現輕微的損傷而疼痛，或是經常受損而退化，即使受到輕微的撞擊，肌腱也可能突然斷裂。肌腱損傷最常見的一種，就是旋轉肌受損。旋轉肌是連接肩膀和手臂的四組肌肉（肩胛下肌、棘上肌、棘下肌、小圓肌）的肌腱。若經常抬起重物、進行需要將手臂高舉至頭上的動作或運動（如棒球、游泳、網球、高爾夫球等），便會對旋轉肌的肌肉及肌腱帶來壓力，導致發炎和斷裂，進而引起肩膀疼痛。此外，踝關節疼痛是由小腿腱和阿基里斯腱的發炎和斷裂所引起；而肘部疼痛是由從腕關節開始的伸肌和屈肌肌腱發炎所引起，俗稱網球肘和高爾夫球肘。

❺ 腱鞘 Tendon Sheath，腱膜

剛生完孩子的崔女士，自懷孕後期開始，右手大拇指附近的手腕便感到痠痛，開始哺乳後疼痛更是加劇。

隨著產假結束回到工作崗位，做家事的頻率減低，手腕的疼痛也跟著減輕。但是隨著升職調換辦公室，使用別人留下來的鍵盤，卻發現辦公桌對她來說有點太高。這讓她不得不在手腕過度彎曲的狀態下進行長時間的文書工作，而且隨著使用智慧型手機的業務逐漸增加，手腕的疼痛又日漸加劇。直到某天早上，她起床後發現拇指和手腕痛得完全無法動彈，結果診斷出是狄魁文氏症候群（De quervain's syndrome），又稱手腕腱鞘炎或媽媽手。

像手腕這樣狹窄的部位，同時又得容納好幾條肌腱通過，所以每條肌腱都有膜（腱鞘或腱膜）覆蓋著，以防止肌腱各自移動時產生摩擦。膜的外層有一種稱為滑液的液體，每當肌肉移動時，肌腱就得以在腱鞘內滑移。若以錯誤的姿勢過度使用肌肉或關節，那麼腱鞘或滑液便會發炎，造成疼痛。

腱鞘炎好發於肩膀、手腕、手指、膝蓋以及腳後跟。最具代表性且最常見的病例，即在拇指周圍發生疼痛的狄魁文氏症候群。產後肌肉骨骼變得脆弱的女性，發病率比男性高出三倍以上，又經常發生在懷孕期間（尤其懷孕後期）或哺乳期的女性身上。近來，幫忙照顧孫子的祖父母或使用智慧型手機而引發疼痛的病患，也有增加的趨勢。如果因症狀輕微而置之不理，可能會導致肌肉撕裂。我們必須定時讓手腕休息，最重要的是要以正確的姿勢和方法來使用手腕。

❻ 關節Joint及軟骨Cartilage

快要三十歲的趙小姐，平時經常蹲在地板上工作，偶爾伸直雙腿想站起來時，膝蓋常會感到劇烈的疼痛，但她總認為一下子就會好了而忽視它。

參加聯誼當天，為了讓自己看起來苗條一點，她打算先去運動健身，途中卻為了躲避迎面而來的電動滑板車而跌傷了右膝。但她深怕錯過時間，連喊痛的時間都沒有就直接趕去健身房。有氧運動就用爬樓梯來替代，而肌肉運動也以比平常更重的重量進行深蹲。結束後，換上

珍藏的高跟鞋，順利出席了聯誼。但問題就在隔天發生了。每次久坐後要起身時，膝蓋總是感到痠痛，而且發出「喀啦」的聲音，僵硬的感覺越來越嚴重。膝蓋也熱敷了，還吃了消炎止痛藥，但疼痛絲毫未減，最後去醫院被診斷出罹患了髕骨軟骨軟化症，這是由於膝蓋前方的髕骨（俗稱膝蓋骨）軟骨變軟，而導致疼痛。

人體有186個關節，是骨骼和骨骼相連的部分。根據結構可分為三種類型。首先是滑液關節，形成關節的骨頭兩側末端被軟骨覆蓋著，而關節則被關節囊包裹著，關節內則充滿具有黏性的液體（滑液）。軟骨和滑液可以減少關節的摩擦，與韌帶、肌腱、肌肉一起吸收對關節造成的衝擊。而膝蓋和手肘都是滑液關節的一種，是人體中最靈活的關節。

軟骨關節的兩側骨頭末端連接著軟骨，因此只能進行有限的活動。這種結構包括透明軟骨關節（如生長板）、椎間盤或恥骨聯合等纖維軟骨關節。特別的是，纖維軟骨中的纖維和軟骨以各種比例混合，使其既堅固又柔韌，因此得以吸收和分散衝擊，提高關節的穩定性，使其能平穩滑順地移動。

纖維關節由纖維結締組織相連，因此幾乎無法活動（編注：又稱不動關節）。如成年人的頭骨骨縫（顱縫），便是由纖維組織結合；或兩塊骨骼透過片狀的纖維組織連接的韌帶聯合關節、齒根和齒槽突起結合的釘狀聯合關節（牙槽骨關節）等。

關節若受重物撞擊或過度用力拉扯時，可能會導致脫位，令連接關節的骨骼部分分離（半脫位），甚至讓關節面完全分離

（全脫位或稱脫臼）。此外，如果反覆過度使用關節，可能會引發令軟骨變軟的軟骨軟化症或骨關節炎（因軟骨磨損，關節移動時骨頭間直接碰撞而發炎）。而關節內積水導致腫脹，或關節周圍的骨頭受損使骨質增生，則會形成骨刺，令疼痛更加嚴重。雖然初期可使用藥物或注射進行治療，但到了後期可能需要手術。

❼ 韌帶Ligament

兩個月前的某個清晨，尹先生穿著買錯尺碼而偏大的運動鞋在公園跑步，因而扭傷了右腳踝。雖然前一天加班到很晚，有點疲倦，但由於即將參加馬拉松比賽，心急之下便連熱身運動都沒做，甚至跑得比平時更加賣力。起初，右腳踝發出「咚」的一聲並感到疼痛，但轉了幾次腳踝又做了些伸展運動，感覺似乎沒事了，他便一路跑回家。後來到了白天，腳踝腫到連鞋子都變緊，十分疼痛，去藥局買藥吃了之後，疼痛得以減緩。此後，只要在不平整的路面上跑步時，右腳踝都會不穩也經常絆倒，但只要熱敷和貼藥膏後，也沒什麼大礙。直到馬拉松比賽當天，尹先生在領先時踩到小石頭，右腳踝因而嚴重扭傷。最後因為無法忍受劇痛，不得不放棄比賽，前往就醫。

由於初期對腳踝韌帶損傷（踝關節扭傷）置之不理，導致踝關節的不穩定症狀，結果便造成馬拉松比賽當天，腳踝韌帶（前距腓韌帶）斷裂。

韌帶是由膠原蛋白和彈性蛋白組成的纖維組織，將不同塊骨

骼強韌地連接在一起。韌帶主要位於關節的位置，扮演著提升關節穩定性的角色。一旦韌帶受損，依損傷程度，關節會變得不穩定或發生脫臼的狀況，並且可能導致關節軟骨受損或引發退化性關節炎。

人體中最容易發生韌帶受損的部位就是腳踝，相信每個人至少都扭傷過一次腳踝。當腳底向內側扭轉使得腳踝扭傷時，腳踝外側的韌帶部分會被拉伸，嚴重時可能撕裂。初期若未接受適當治療，置之不理，踝關節便會變得不穩定。往後只要踩到小突起或是進行輕量的運動，也會造成反覆扭傷，可能會令退化性關節炎提早發作。

踢足球、打籃球，或是在日常生活中需要急遽轉換方向或停止的動作等，若在腳掌貼地的狀態下扭轉膝蓋，可能會讓膝蓋的前十字韌帶受損。此外，手指、手肘等任何有韌帶的部位，都有可能發生韌帶損傷。因此，再輕微的疼痛也必須注意。

❽ 滑液囊Bursa

正在準備就業的方先生，因為距離考試的時間所剩無幾，所以坐在書桌前聽線上課程的時間增加了。某天，他的左手肘腫得跟饅頭一樣，疼痛難耐，因此來到我的診療室。他表示沒做什麼特別的事，也沒有撞到哪裡，所以我們一起檢視他的日常生活作息。方先生看著螢幕聽課的時候，習慣用手肘托著下巴撐在桌上。如果在書桌前學習不順利的話，也會改成趴在地上看書，有時還

會用手肘撐著身體使用智慧型手機。這樣的習慣持續刺激手肘骨骼周邊的滑液囊，於是導致發炎症狀（手肘滑囊炎）。

滑液囊是個充滿黏性液體的囊袋，位於骨骼與肌腱、肌肉及皮膚之間，可減少運動時產生的摩擦並吸收衝擊。滑囊炎通常是由反覆的刺激所引起，經常發生在活動較頻繁的肩膀、手肘、臀部、踝關節周圍，引發疼痛和腫脹。

❾ 老化Aging

這次要講的不是病患，而是我自己的故事。我在步入而立之年時，便感到體力大不如前，有時候身體的各個部位都在隱隱作痛。人們常說30歲是人生的巔峰，所以我便不以為意，覺得應該只是心情不好所導致。但在準備健身大賽時卻運動過頭，硬撐做了許多不舒適的姿勢，於是身體各處開始「故障」。

提到「老化」，一般人常認為是從50到60歲開始。然而，人體的關節通常從30多歲就開始逐漸衰老。特別是構成關節的軟組織（軟骨、韌帶、肌腱），在超過30歲後迅速老化，負責吸收關節衝擊並承受力量的功能逐漸減弱。相較之下，肌肉和骨骼的老化速度相對緩慢。軟組織應具備足夠的強度來支撐堅固的骨骼和強壯的肌肉，然而隨著年齡增長，軟組織的老化速度加快，使得年輕的骨骼和肌肉受到變形、破裂和撕裂的影響。此外，從20多歲開始，對損傷的恢復力也持續下降，因此即使是輕微的損傷，

也難以迅速回復到正常功能。因此，從30多歲開始，我們應該透過正確的姿勢和生活習慣，來保護關節的健康。

我的姿勢會傷身？

CHECK LIST—你也有這些不良姿勢嗎？

目前為止，我們已經了解造成身體疼痛的主要原因，那麼現在就輪到來檢視姿勢和生活習慣了。

以下列出了我們平時經常會不自覺或習慣性重複的姿勢。請仔細閱讀以身體關節部位來分類的描述，如果有符合自己的狀況，就在確認清單上打勾號。讓我們一起來了解，自己平日的姿勢和習慣如何傷害關節的健康，甚至引發疼痛。

❶ 頸、背、腰—脊椎關節

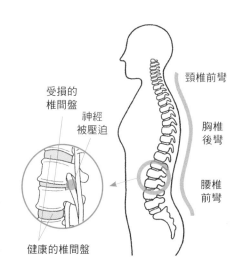

將頸部、背部、腰部向前彎曲，對脊椎健康來說是很不好的姿勢。持續這種姿勢，可能導致什麼樣的疼痛？

脊柱由七節頸椎、十二節胸椎和五節腰椎組成，而椎間盤位於脊椎之間，其後

受損的椎間盤

神經被壓迫

健康的椎間盤

頸椎前彎

胸椎後彎

腰椎前彎

部位	項目	
頸部	① 轉動脖子時，習慣性地發出喀啦聲。	☐
	② 把脖子向前伸，使用電腦。	☐
	③ 電腦螢幕的位置比眼睛的高度低。	☐
	④ 低頭讀書或使用智慧型手機。	☐
	⑤ 把話筒夾在脖子上講電話。	☐
	⑥ 低頭洗碗。	☐
	⑦ 側臥躺著，用一隻手臂撐住脖子。	☐
	⑧ 把頭枕在沙發扶手上躺著。	☐
	⑨ 枕著高枕頭。	☐
	⑩ 搭乘大眾交通工具移動時，長時間低頭睡覺。	☐
背部	① 坐在沒有靠背的椅子上。	☐
	② 斜靠在椅背上坐著。	☐
	③ 盤腿坐在地上。	☐
	④ 蹺二郎腿。	☐
	⑤ 駝背站立或坐著。	☐
	⑥ 彎腰拖地。	☐
	⑦ 蹲著手洗衣物。	☐
	⑧ 彎腰撿拾掉在地上的東西。	☐
	⑨ 只用單手提起沉重的物品。	☐
	⑩ 駝著背，不休息地長時間駕駛。	☐

0～4項 相對健康｜5～12項 關節處於觀察階段｜13～20項 關節處於危險階段

有脊髓神經通過。正常的頸椎和腰椎呈 C 字形，稱為「前凸」（脊椎排列向前彎曲的狀態）。但「前凸症」指的是脊柱過度前凸至病理性的狀態，必須與一般正常的前凸做出區隔。

保持頸部和背部中立，可防止椎間盤向後移動，但如果經常做出仰臥起坐姿勢般的彎曲動作，脊椎後方的空間便會擴大，如此一來椎間盤便容易撕裂導致滑脫。突出的椎間盤會壓迫神經，

導致頸部和背部、腰部的疼痛。

❷ 肩膀

將手臂反覆高舉過頭的姿勢，對肩關節有害。為什麼持續這樣的姿勢會導致疼痛？

　　肩膀關節是人體中運動範圍最廣且最容易受傷的部位。最常見的肩夾擠症候群，乃因肩胛骨（肩胛骨的一部分）和上臂骨之間的空間變窄，使得骨頭和肌腱之間產生摩擦而導致發炎。如果持續摩擦，初期會使肩旋轉肌群的肌腱和骨頭之間的滑液囊發炎，更嚴重時甚至會撕裂。肩夾擠症候群會在過度運動或過度使用肩關節的情況下發生。

　　若在日常生活中反覆將手臂高舉過肩膀高，便容易引發肩夾擠症候群，需多加注意。

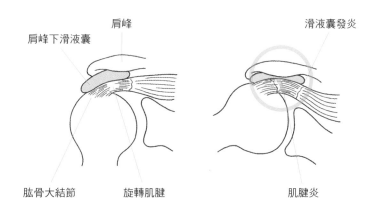

肩峰下滑液囊　肩峰　　　　　　　　　　　　滑液囊發炎

肱骨大結節　　旋轉肌腱　　　　　　　肌腱炎

部位	項目	
肩	① 趴著看書。	☐
	② 久負重擔。	☐
	③ 電腦的鍵盤和滑鼠離身體太遠。	☐
	④ 經常將物品抬到高處。	☐
	⑤ 晾衣架比肩膀高。	☐
	⑥ 掛衣服的竿子安裝在比肩膀高的地方。	☐
	⑦ 雙手拿智慧型手機長時間使用。	☐
	⑧ 經常進行游泳、棒球、排球、高爾夫球、網球等需要揮動手臂的運動。	☐
	⑨ 單肩背背包。	☐
	⑩ 用雙手舉高的萬歲姿勢睡覺，或伸出手臂枕著睡覺。	☐

0～2項 相對健康｜3～6項 關節處於觀察階段｜7～10項 關節處於危險階段

❸ 手肘、手腕、手、手指

持續給肘關節施加壓力、大幅度彎曲地使用手腕，或是手指過度用力，都是對上肢關節有害的姿勢。為什麼持續這種姿勢會引起疼痛？

上肢關節若持續承受負荷、頻繁地彎曲或伸展，或者過度用力地使用等動作，都會刺激包覆著關節的滑液囊、肌腱以及包覆肌腱的腱鞘，引起發炎。最具代表性的疾病，是當手肘持續與桌子等堅硬表面摩擦，可能會使手肘後方的滑液囊發炎，進而產生突起的囊腫，即為肘部滑囊炎。

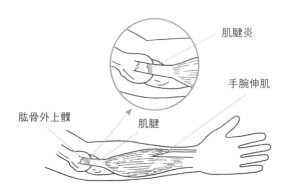

肌腱炎

手腕伸肌

肱骨外上髁　　　肌腱

此外，如果手腕和手指的使用頻率增加，手肘部分的肌腱可能會發炎，引發網球肘和高爾夫球肘。包覆手腕的手腕腱鞘發炎或手指腱鞘炎，可能會引起讓手指在伸展時發出喀噠聲的板機指症候群。若對這些動作置之不理並持續下去的話，可能會對關節造成負擔，導致退化性關節炎等疾病，最終變形。

部位	項目	
手肘 手腕 手 手指	① 托著下巴坐著。	☐
	② 用手肘支撐長時間使用智慧型手機。	☐
	③ 使用電腦鍵盤時，大幅度彎曲手腕。	☐
	④ 經常使用一般（非人體工學）滑鼠。	☐
	⑤ 有彎曲手腕拿東西的習慣。	☐
	⑥ 平時經常使用手腕和手指。	☐
	⑦ 拿物品的時候用手指緊緊抓住。	☐
	⑧ 使用不易舉起的菜刀或剪刀。	☐
	⑨ 經常手洗、擰乾衣物。	☐
	⑩ 在打網球或高爾夫球時，使用不合身的握把。	☐

0～2項 相對健康｜3～6項 關節處於觀察階段｜7～10項 關節處於危險階段

❹ 骨盆、髖關節

令骨盆和髖關節失去平衡而偏向一側的姿勢，是不良姿勢。為什麼持續這種姿勢會引起疼痛？

　　骨盆是連接上半身和下半身的重要部位，扮演著保護並支撐膀胱、腸道以及女性子宮等生殖器官的角色。髖關節連接骨盆和大腿骨的關節，分散上半身的負荷，當我們行走時，需承受體重的三倍重量，跑步時更承受體重十倍左右的荷重。因為要承受如此大的力量，如果破壞左右平衡，使其中一側關節過度負荷，只會加速該關節的損傷。此外，這種不平衡還會導致周圍的肌肉和肌腱、韌帶變形、拉長或縮短，向上會增加脊椎、肩膀的負擔，向下則會增加膝蓋、踝關節的負擔，使得周邊的關節接連地受損。

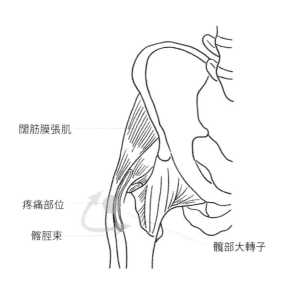

閣筋膜張肌

疼痛部位

髂脛束

髖部大轉子

部位	項目	
骨盆 髖關節	① 喜歡穿高跟鞋。	☐
	② 開車時喜歡使用單手，或是開車時身體向一邊傾斜。	☐
	③ 睡覺時側躺。	☐
	④ 站著的時候把力量放在其中一條腿上。	☐
	⑤ 坐著的時候時常翹二郎腿。	☐
	⑥ 有把腿向旁伸、斜一邊坐的習慣。	☐
	⑦ 走路時，在褲子後口袋放智慧型手機或錢包。	☐
	⑧ 側背包包。	☐
	⑨ 喜歡高爾夫球、棒球、網球等反覆運用單側的運動。	☐
	⑩ 抱孩子時讓其靠在一側骨盆上。	☐

0～2項 相對健康 ｜ 3～6項 關節處於觀察階段 ｜ 7～10項 關節處於危險階段

最具代表性的例子是，當髖關節彎曲或向內移動時，連接膝蓋旁邊和骨盆外側的髂脛束和臀大肌的筋膜，會通過臀部外側突出的髖部大轉子部位，這時韌帶和筋膜會變厚或縮短，骨骼和筋膜摩擦經過時，會發出「喀啦」聲的彈響髖。此外，還可能引發髖關節滑囊炎、梨狀肌症侯群、薦髂關節炎等。

❺ 膝蓋

膝蓋過度彎曲或扭轉的姿勢，是不良的姿勢。為什麼持續這種姿勢會引起疼痛？

膝關節是由股骨（大腿骨）和脛骨（小腿骨）、髕骨（膝蓋骨）這兩個關節所組成。這些關節承載著體重，若膝蓋大幅彎曲

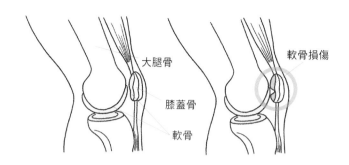

大腿骨

軟骨損傷

膝蓋骨

軟骨

扭轉，關節受到的力量便會大增，令關節的負擔增加，可能會引發軟骨、韌帶、肌腱、滑液囊等的發炎或損傷。即使是年輕人，長時間保持跪姿或蹲姿等不良姿勢的話，包覆膝蓋骨的軟骨便會變得脆弱，可能會引發讓軟骨變軟或變形的膝蓋軟骨軟化症。若不矯正這些姿勢而持續發生，軟骨間的摩擦可能會導致腫脹。

部位	項目	
膝蓋	① 盤腿坐。	☐
	② 長時間跪著擦地板。	☐
	③ 蹲坐。	☐
	④ 坐在窄桌前。	☐
	⑤ 坐著蹺二郎腿。	☐
	⑥ 喜歡跑步或做很多轉換方向的運動。	☐
	⑦ 經常上下樓梯。	☐
	⑧ 體重很重。	☐
	⑨ 走路時腳尖過於張開或收攏。（外八字、內八字走路）	☐
	⑩ 經常穿高跟的鞋子。	☐

0～2項 相對健康 ｜ 3～6項 關節處於觀察階段 ｜ 7～10項 關節處於危險階段

若病情持續發展，軟骨表面會破裂、磨損，到後期軟骨甚至會完全消失，導致後側膝蓋骨暴露，可能需要手術治療。如果這種膝蓋損傷一直持續，會加速退化性關節炎的發生，需多加注意。

❻ 腳踝、腳、腳趾

若長時間穿著對腳踝、腳或腳趾造成壓力的鞋子，或是突然對下肢關節施加壓力或是持續造成負荷的姿勢，都是不良姿勢。為什麼持續這種姿勢會引發疼痛？

　　你有過行走在凹凸不平的路面，或是穿著高跟鞋而扭到腳踝的經驗嗎？即使沒有扭傷，當下仍需持續使用腳踝和腳部施力走路，因此在關節面、韌帶、足底筋膜上會造成比平時更強的張力。如此一來便會造成輕微的損傷，進而引起發炎。

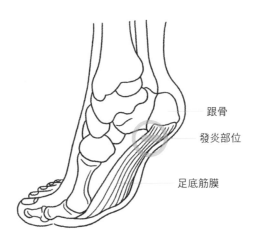

跟骨

發炎部位

足底筋膜

部位	項目	
膝蓋	① 經常在不平的路面上行走。	
	② 長時間站著沒有休息。	☐
	③ 未先暖身就跑步。	☐
	④ 在堅硬的地板上進行有許多跳躍動作的運動（排球、有氧健身操、森巴等）。	☐ ☐
	⑤ 接受強力的腳底按摩。	☐
	⑥ 穿窄楦頭的鞋子。	☐
	⑦ 長時間穿鞋底堅硬或沒有鞋墊的鞋（皮鞋、夾腳拖鞋、涼鞋、雨靴等）。	☐ ☐
	⑧ 經常穿拖鞋。	☐
	⑨ 喜歡穿高跟鞋。	☐
	⑩ 體重很重。	

0～2項 相對健康｜3～6項 關節處於觀察階段｜7～10項 關節處於危險階段

　　另外，如果穿著鞋底堅硬的鞋子或拖鞋，走路時會刺激腳底，引發足底筋膜炎或在腳底發生肌腱炎或神經炎。而壓迫腳的鞋子，則有可能導致腳趾之間的神經瘤或滑囊炎。

正確姿勢要維持多久才能見效？

　　所謂正確的姿勢，是不讓關節扭曲超出正常活動範圍，不施予過強的負荷，也不反覆施加壓力的姿勢。身體左右兩側的關節不應只過度使用其中一側，而是要均衡輪流地使用。並且定期伸展全身來維持關節的正常活動範圍，以肌肉鍛鍊運動來增強肌力，保護關節得以順暢地活動。

　　保持正確的姿勢，骨頭或關節便能自然地承載體重，進而減輕身體的疲勞。即使知道正確的姿勢為何，但要改正長期以來身體習慣的姿勢和動作並不容易，特別是那些無意中做出的動作，就更難矯正了。讓我們先了解日常生活中的正確姿勢，逐步進行調整吧。

　　如果每個動作每週做2～3次、每次30分鐘以上，6～8週後大腦和身體的肌肉便會產生連結，改變其功能。要建立正確姿勢以養成習慣，需要比我們想像中更長的時間。

因受傷而引發的疼痛，在疼痛消失後，也要有足夠的時間一直保持正確姿勢。一般而言，在約1週的發炎期過後，疼痛就幾乎消失了，這時我們往往會認為已經痊癒。然而，從開始發炎到受傷後的6週期間，膠原蛋白會增加而形成疤痕，之後要經歷重塑期，纖維化之後才能恢復到原本組織的八、九成強度。也就是說，如果身體的某部位經歷過發炎疼痛，那麼從疼痛開始的2～3個月以上，都必須保持正確的姿勢。如果一沒有痛感就又回到錯誤的姿勢，即使只是輕微的刺激也會再度引起疼痛，發生疼痛的頻率也會越來越近，最後會產生退化性的改變。

練習時間！一天5分鐘的超簡單正確姿勢

這是在家中利用牆壁輕鬆評估正確姿勢，並進行基本運動的方法。姿勢不良又有駝背的人，只要把背貼在牆壁上站著，就會感到疲累。請以輕鬆的心情，一步步慢慢跟著做。

首先，雙腳張開至與肩同寬，將腳跟緊靠牆壁。背部挺直站立，從後腦杓、肩胛骨到臀部都緊貼著牆壁。腹部核心施力，挺腰，同時身體避免往任一側傾斜。如果有全身鏡，看著鏡子進行動作，有助於保持兩側的平衡。

每天早晚做2次，每次5分鐘。此時的脊椎，無論從正面或背面看，應該都呈一直線，從側面看則是 S 形。這個姿勢稱做中立姿勢。特別是，如果腰和牆壁間的距離能放進一隻手，就是正確姿勢了。

透過這個訓練，身體便能自動記住正確姿勢，往後在沒有牆壁的情況下，無論是坐、站或臥，都能輕鬆地保持正確姿勢。

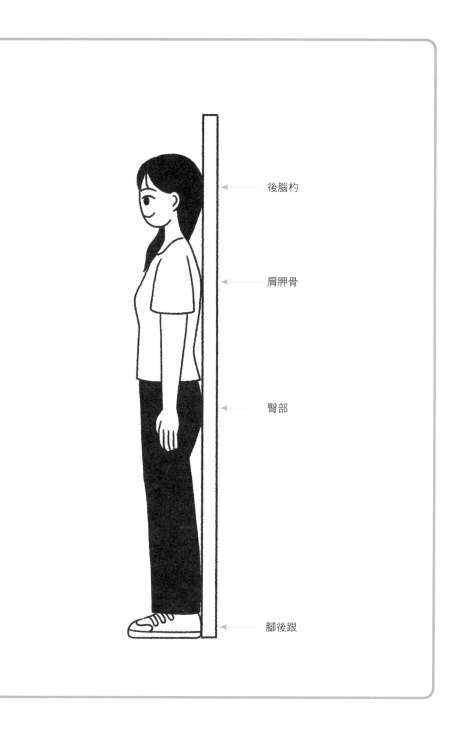

後腦杓

肩胛骨

臀部

腳後跟

Part 1

日常的姿勢陷阱

我們每天早上起床準備上班，工作結束後回到家休息，最終入睡。在這些每天反覆的日常作息中，我也會在不知不覺中，習慣性地出現不良姿勢。

雖然不良姿勢有時是不明所以而持續為之，但有時則是明知不好，卻陋習難改。接下來，就讓我們一起來看看和我們非常相像的「泛泛小姐」，從她的日常作息來逐一檢視哪些不良姿勢會導致疼痛、為什麼不能採取這種姿勢，以及如果持續不改會產生什麼後果。

當然，我們也會示範正確的姿勢，並提供一些可緩解疼痛的練習，以及如何使用簡單的道具和改造有利於健康的環境。

chapter 1

每天早上，因為這麼做而不舒服

──從起床到準備去上班

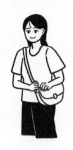

泛泛小姐很難叫醒，要她早起等於要了她的命。她的智慧型手機每五分鐘就設定一個起床鬧鐘，響一個關一個，要到第五個鬧鐘響起時，才能勉強睜開眼睛，匆匆忙忙地準備上班。今天她也一如往常，在關掉最後一個鬧鐘後，從床上倏地跳起，不自覺地喊出：「唉呀，我的腰。」平時腰就不太好的泛泛小姐，特別是在早上起床活動時，腰部會感覺非常僵硬和不舒服。她扶著腰去上廁所，今天也同樣為了便祕而煩惱，但因為肚子用力，讓腰更疼了。

　　今天沒有時間洗澡了，所以只能在洗臉台大概洗洗頭髮，刷牙洗臉，接著用吹風機把頭髮吹乾。吹乾長髮需要好一陣子，肩膀都痠痛了，但又不想毀掉頭頂美美的捲髮，所以只好繼續低著頭、拿著吹風機從髮根開始吹，脖子也越發僵硬。

　　今天天氣開始轉涼，得穿上絲襪才行。於是急急忙忙的她，站著套住一腳往上拉，果不其然，一個重心不穩便摔倒在地。「今天運氣真差……」心裡這麼想的她，把夾克朝上甩一圈帥氣地穿上，但卻扭到了肩膀，不由自主地叫出聲來。她腦中一邊還想著今天有重要會議，得穿上高跟鞋才行，但光是想就讓腳掌、腳趾和腿開始隱隱作痛。泛泛小姐從一早開始就全身痠痛，苦不堪言。

從床上坐起

疼痛部位 × 脊椎（頸、背、腰）

BAD 在平躺狀態下，如果彎曲脖子、背部和腰部起身，椎間盤可能會因為壓縮而受傷，引發疼痛。特別是頸部和腰部疼痛的人，要避免以這種姿勢起身。

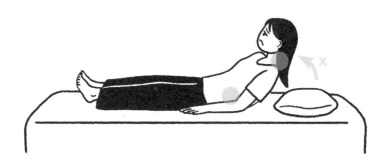

① 側臥於床邊，位於下側的手臂稍微朝肩膀下方伸展，上側手臂則移到肚臍和胸口之間的位置，撐著床起身。

② 從頸部到腰保持挺直，腹部施力，將上側手臂伸直。接著，將下側手臂移到肩膀正下方，手肘彎曲90度以支撐身體。

③ 伸展雙臂撐住床面的同時，將雙腳移到床下，慢慢起身。需要注意的是，如果太快起身，可能會導致姿勢性低血壓，或因貧血導致暈眩。

④ 兩腳與肩同寬，將雙腳腳尖稍微朝外，腳底貼地，讓腰和頸部呈一直線坐起身。

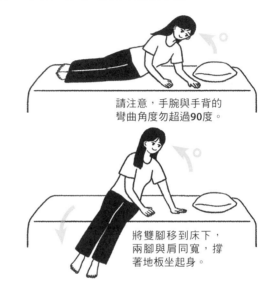

請注意，手腕與手背的彎曲角度勿超過90度。

將雙腳移到床下，兩腳與肩同寬，撐著地板坐起身。

更多提醒

要躺回床上時，請以與起床相反的順序來進行

1) 腰背挺直坐在床邊。

2) 腹部核心施力，從頸部開始到腰保持一直線，稍微傾斜身體，將雙臂放在上半身前方的床面。

3) 將雙腿抬到床上，讓上半身慢慢躺到床上，接著彎曲下側的手臂，將手肘移到肩膀正下方。

4) 在雙臂彎曲的狀態下，讓身體慢慢躺回床上。

從床邊站起來

疼痛部位 × **脊椎（頸、背、腰）、膝蓋、腳踝**

BAD 如果利用頭向後仰的反作用力起身，會有摔傷的風險。如果彎曲頸部和腰部向前傾身起立，則會引發椎間盤疾病。

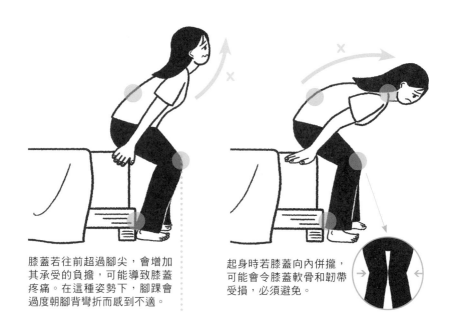

膝蓋若往前超過腳尖，會增加其承受的負擔，可能導致膝蓋疼痛。在這種姿勢下，腳踝會過度朝腳背彎折而感到不適。

起身時若膝蓋向內併攏，可能會令膝蓋軟骨和韌帶受損，必須避免。

① 雙腳保持與肩同寬，腳尖稍微朝外。

② 將頸部和腰部保持在一直線。

③ 彎曲兩側的髖關節（屈髖動作），從上半身開始慢慢向前傾。

④ 在雙腳腳跟施力，收縮臀肌，伸直髖關節，慢慢地起身。此時要注意，膝蓋不要超過腳尖，且膝蓋要與腳尖同方向。如果很難只靠下半身的力量站起來，可以雙手輕輕按壓膝蓋或床緣協助起身。

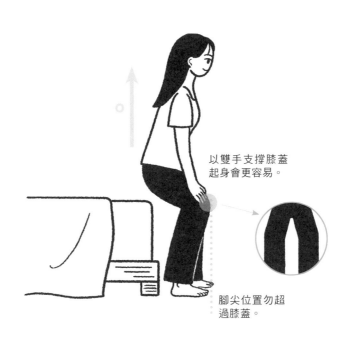

以雙手支撐膝蓋起身會更容易。

腳尖位置勿超過膝蓋。

#03

排便

疼痛部位 × **脊椎(頸、背、腰)、膝蓋、腳踝**

BAD 坐在馬桶上時,如果把腳放在凳子上,膝蓋高度就會高於髖關節,骨盆會向後旋轉傾斜,使下背部拱起,導致背痛。膝蓋和腳踝的彎曲幅度也會更大,對關節造成負擔。

上半身往前彎,把手肘放在腿上支撐身體,可以讓腰部肌肉鬆弛,雖然暫時感到舒適,但可能會造成椎間盤損傷。如果還一邊看智慧型手機或書的話,頭部前傾,頸部椎間盤也會受損。此外,採取不良姿勢的時間增加,也會加重疼痛部位的受傷程度化。

如果養成不想排便卻繼續長時間坐在馬桶上的習慣,會使腸道和肛門變得遲鈍,甚至出現便祕症狀。

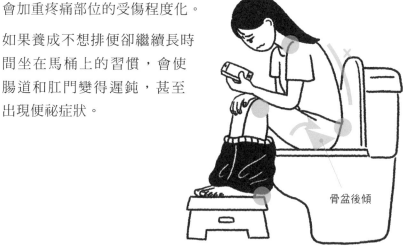

骨盆後傾

GOOD 坐在馬桶上、雙腳著地時，膝蓋中心應略低於髖關節中心，以保持頸部和腰部的中立姿勢會更加舒適。如果馬桶高度較低，可以加馬桶坐墊來墊高。如果有安裝扶手、握把等，就能用手臂支撐身體，讓背部挺直坐得更舒服。在馬桶上使用智慧型手機或看書時，扶手也有助於調整視線高度，但仍需注意不要讓頸部過於前傾。

另外，對於下半身力量不足的老年人，扶手也有助於慢慢坐下和起身，還能預防夜間如廁摔傷的危險。

骨盆中立

可以使用馬桶坐墊來調整高度。

安全扶手有助於維持中立姿勢和確保安全。

更多提醒

① 在高速公路休息站，使用哪間廁所比較好？

選擇坐式馬桶會比傳統的蹲式馬桶更好。

雖然蹲姿可幫助體內器官和肌肉的鬆弛，有利於排便，但膝蓋和腳踝必須承受全身的體重。此外，髖關節、膝蓋和踝關節都會過度彎曲，對這些部位造成負擔。而腰部和背部彎曲，也可能導致椎間盤受損。

② 便祕會使腰部疼痛加劇

排便用力時的彎腰姿勢，會使腹壓增高，進而造成椎間盤受損。如果腰部疼痛嚴重，應該先透過飲食調節、運動或藥物治療等方法來解決便祕問題。

③ 兩手輪流善後

我們在擦拭屁股時，經常會把身體轉向一側，為腰部帶來負擔。雖然使用免治馬桶才是上策，但如果沒有，請嘗試雙手交替使用。

使用洗臉台

疼痛部位 × 脊椎（頸、背、腰）

BAD 在洗臉台刷牙、梳洗或洗頭時，如果將頭部和腰部往前彎，可能會引起疼痛。

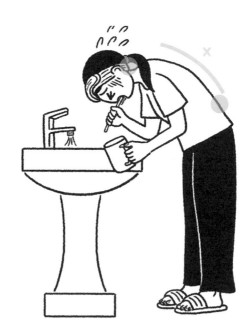

使用洗臉台時，要讓頸部和腰部保持中立，以彎曲髖關節的方式來降低上半身高度。如果想要再更低一點，不要彎腰駝背，而是透過曲膝或開腿站立的方式來達成。只要想成用深蹲來調整身體高度就可以了。

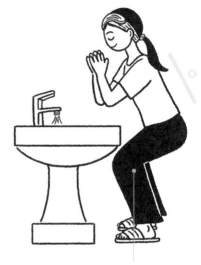

使頸部和腰部保持中立，彎曲髖關節。

如果洗臉台太低，不要彎腰駝背，而是增加雙腿的距離，並且稍微曲膝降低身高即可。

#05

沖澡洗頭

疼痛部位 × **脊椎（頸、背、腰）、肩膀、手肘、手腕、手、手指**

BAD 洗頭髮時若採取低頭的姿勢，容易引發脊椎的疼痛問題。

如果將蓮蓬頭舉過頭部來沖洗，手臂就必須抬到肩膀上方，可能導致肩夾擠症候群。此外，用力握著蓮蓬頭，或者長時間彎曲關節來操作，則會對手指、手腕或手肘造成傷害。

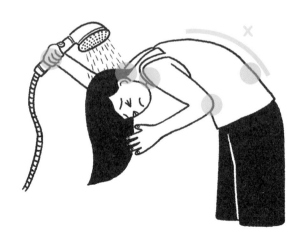

GOOD 站著使用懸吊式或掛在牆上的蓮蓬頭，用抬頭的姿勢洗頭最正確。

如果平時腰部疼痛嚴重，洗臉最好也改成在站著淋浴時一起解決。

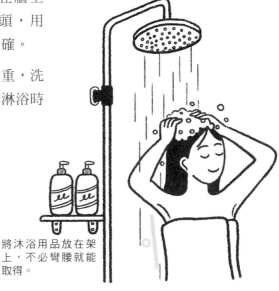

將沐浴用品放在架上，不必彎腰就能取得。

更多提醒

① 沐浴乳、洗髮精等沐浴用品，請放在架子上

因為將沐浴用品放在地上，每次使用都必須彎腰拿，會增加罹患椎間盤疾病的風險。

② 用可彎曲的刷子幫忙

肩膀疼痛嚴重到難以抬起手臂時，使用可彎曲的刷子來幫忙刷背。

③ 使用防滑墊或防滑貼紙

在浴室中滑倒，可能會撞到頭使腦部受損。如果頸部或腰部嚴重扭傷，則可能使脊髓受傷，導致雙腿麻痺癱瘓，甚至還可能發生骨折、關節受傷、韌帶扭傷等各種傷害。為了避免摔倒而想保持平衡的支撐動作，也有可能造成傷害，因此建議大家使用防滑產品。

吹乾頭髮

疼痛部位 × **脊椎（頸、背、腰）、肩膀、手肘、手腕、手、手指**

 以舉起手臂的姿勢將頭髮擦乾或使用吹風機，都可能導致肩膀疼痛。但如果低下頭來把頭髮弄乾，對頸部和腰部都不好。

為了不讓毛巾或吹風機掉落而使力握住，有引發手指關節炎的風險。如果用力搖晃吹風機，還會造成手腕和手肘的疼痛。

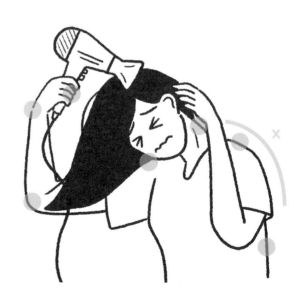

身體站直，在手臂不高於肩膀的活動範圍內使用毛巾或吹風機。手腕保持輕鬆伸直的狀態，不要過度彎折，運用肩關節和肘關節的力量，輕輕握住毛巾和吹風機弄乾頭髮即可。

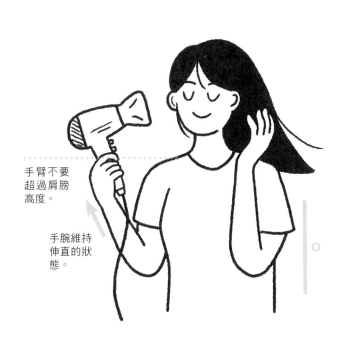

手臂不要
超過肩膀
高度。

手腕維持
伸直的狀
態。

更多提醒

若使用免持支架來固定吹風機，就不必做出將吹風機舉過頭或搖晃吹整的動作，有助於預防肩膀、手肘、手腕的疼痛。把電風扇放在架子上使用，也有相同效果。

穿襪子或絲襪

疼痛部位 × 脊椎（頸、背、腰）、骨盆·髖關節、膝蓋、腳踝·腳

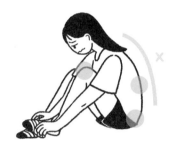

BAD 蜷縮在地板或椅子上，將膝蓋靠著胸前穿襪子（絲襪）的話，會使腰背和頸部彎曲，導致脊椎疼痛。過度彎曲髖關節和膝蓋，或使骨盆變形，導致骨盆歪斜。

站著抬起單腳貼至胸前穿襪子或絲襪的姿勢，對於肌肉力量減弱而平衡感變差的老年人來說，有跌倒的風險，必須避免。

如果未先將絲襪收攏就開始穿，必須多次反覆彎腰和挺腰才能將絲襪往上拉，會對腰部造成過度負擔，過程中也容易失去平衡而摔倒。

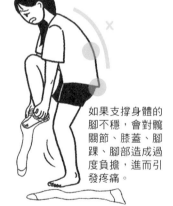

如果支撐身體的腳不穩，會對髖關節、膝蓋、腳踝、腳部造成過度負擔，進而引發疼痛。

GOOD

① 坐在有靠背的椅子上，保持腰部中立。

② 將一隻腳的腳踝放在另一腳的膝蓋上。

③ 將襪子（或絲襪）從襪口到腳尖處捲起收攏。

④ 把腳趾伸進襪子（或絲襪）腳尖處，保持腿部的姿勢把襪子往上拉。

穿褲襪的時候，腿部保持相同姿勢，將褲襪的一腳盡量往上拉到髖關節附近，換另一腳以相同方式提拉後，再起身站著並保持腰部中立，將褲襪拉至臀部穿好。

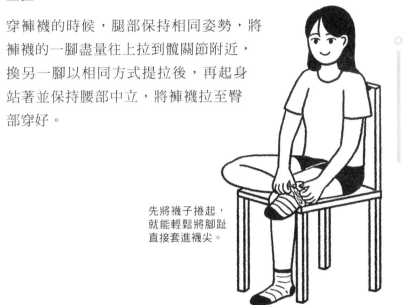

先將襪子捲起，就能輕鬆將腳趾直接套進襪尖。

更多提醒

① 先穿襪子，再穿褲子

如果先穿好褲子再穿襪子，褲子會妨礙髖關節彎曲，因此腰部彎折的角度必須更大，很容易引發腰部疼痛。

② 使用穿襪輔助工具

腰部疼痛嚴重、懷孕或手術等原因而使活動受限或平衡感下降的人，使用輔助工具來穿襪會更輕鬆。

穿褲子

疼痛部位 × 脊椎（頸、背、腰）、骨盆·髖關節、膝蓋、腳踝·腳

BAD 如果坐在地上彎腰穿褲子，會引起腰背疼痛。而年老體弱的人若以站姿穿褲子，會對支撐身體的腿部關節造成負擔，導致身體搖晃而有跌倒的風險。

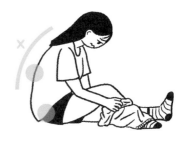

特別是穿窄管褲時，由於腳踝處的褲管特別狹窄，會使得頸、腰以及髖關節、膝蓋、腳踝等處彎曲的角度更大；萬一無法順利穿上，彎折關節的時間也會更長，因此有腰痛問題的人應避免站著穿褲子。

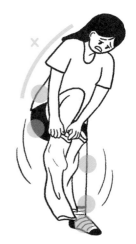

此外，和穿絲襪時一樣，如果為了將褲子拉上而反覆彎腰、伸展，也可能使腰背的疼痛加劇。

① 坐在有靠背的椅子上，保持腰部中立。

② 將一隻腳的腳踝放在另一腳的膝蓋上。

③ 將褲子從褲襠到褲管開口捲起收攏。

④ 保持腰部中立的狀態，把放在膝蓋上的腳伸進捲起的褲管裡，然後往上拉。

另一邊的褲管也用相同方式穿上，然後起身保持腰部中立，將褲子拉至臀部穿好。

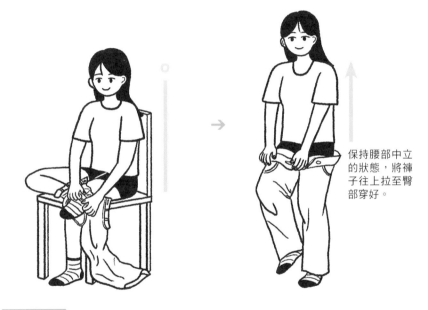

保持腰部中立的狀態，將褲子往上拉至臀部穿好。

更多提醒

① 有腰痛問題的人，果斷放棄緊身牛仔褲吧！

因為緊身牛仔褲沒有彈性，坐在椅子或地上時，會強烈擠壓下腹部。這時腰部會跟著彎曲，很難保持中立，導致腰部疼痛加劇。

② 穿褲子時不妨用夾子幫忙

髖關節不適或柔軟度較差的人，可以試著用夾子來幫忙。先坐在椅子上保持腰部中立，用夾子夾住褲頭，一次穿一腳，站起身來將褲子完全拉起穿上。

#09

穿上衣

疼痛部位 × 肩膀

T恤：穿T恤時如果先把頭套進去，然後再穿袖子（特別是襯衫或較緊、彈性差的衣服），肩膀或手臂就得用力彎折才伸得進去，因此會造成不適。

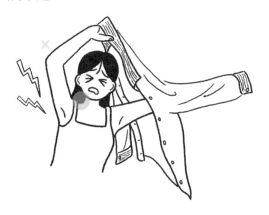

襯衫或夾克：如果將一隻手臂抬到頭上，拉著襯衫穿袖子的話，會讓高舉的手臂和肩膀發生夾擠，導致肩膀疼痛。

GOOD T恤：先將雙臂穿進兩側
袖子，接著再把頭套進去
穿上。頭伸進衣服時，注
意不要讓頸部彎曲的角度過大。

襯衫或夾克：一次穿一邊的袖子。特
別是，如果其中一隻手臂疼痛或不
適，記得先穿那一側。

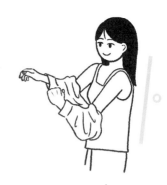

↓

把頭套進衣服
裡時，切勿使
頸部彎曲的角
度過大。

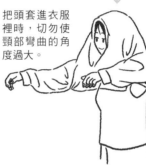

↓

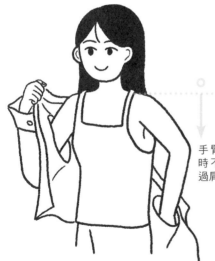

手臂抬高
時不要超
過肩膀。

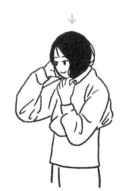

10

穿鞋

疼痛部位 × 脊椎（頸、背、腰）、骨盆·髖關節、膝蓋、腳踝

BAD　站著彎腰、單腳蹲坐在椅子上，或者蹲在地板上綁鞋帶等姿勢，都可能導致腰部、髖關節、膝蓋和踝部的疼痛。

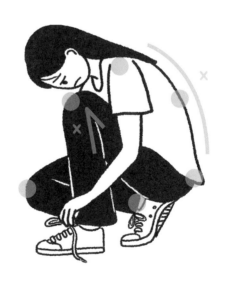

以正確的坐姿，先拿起鞋子繫好鞋帶後放到地上，接著用長鞋拔輔助穿上鞋子。

如果需要重新繫鞋帶，就把腳移到高處，在腰背挺直的狀態下伸手綁鞋帶。如果沒有長鞋拔，可採取跟穿襪子一樣的方式（見第59頁），讓腰部保持中立坐著，將一腳腳踝放在另一腳的膝蓋上，穿好鞋子後再綁鞋帶。

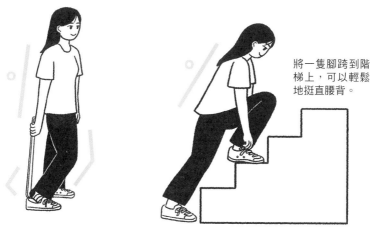

將一隻腳跨到階梯上，可以輕鬆地挺直腰背。

更多提醒

① 該穿什麼樣的鞋子？

走路時，應選擇可配合腳底彎曲、腳趾也有足夠活動空間的輕便薄底鞋款。

② 隨時準備高跟鞋收納袋，和一雙舒適的鞋

穿高跟鞋時骨盆會前傾，導致臀部後傾，對腰部造成負擔；走路時，腳底亦無法有效地吸收來自地面的衝擊，進而引發膝蓋和腳踝的疼痛。

此外，腳部的壓力會聚集到腳尖，導致神經腫脹（神經瘤），使腳底疼痛。而尖頭鞋更可能導致腳趾變形（拇趾外翻）。如果因為工作需要一定要穿高跟鞋時，建議隨身攜帶舒適的鞋子，只在必要的時候換穿高跟鞋。

③ 換穿魔鬼氈鞋款

如果腰痛嚴重或手不舒服，難以繫好鞋帶，可以換穿用魔鬼氈固定的鞋款，或是把魔鬼氈固定在鞋子上替代鞋帶。

#11

背背包

疼痛部位 × 脊椎（頸、背、腰）、肩膀

BAD 雙肩背包的背帶如果太長，重心就會向後傾斜，使身體變成腹部前凸、胸部向後、頸部前傾的姿勢。

如果一直持續下去，就會變成烏龜頸症候群（頸椎前傾）。

此外，如果背帶太長，導致走路時背包左搖右晃，會對肩膀造成負擔，並使上半身駝背的程度更嚴重，將會進一步引發腰部疼痛。

如果兩側背帶的長度不同，則會給一側肩膀帶來負擔，導致肩膀兩邊的高度不對稱。

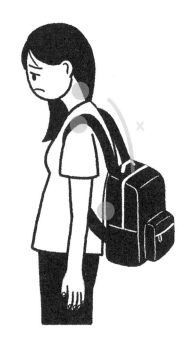

背部稍微彎曲，將背包的重心調整到胸罩線（第七至第九節胸椎）和腰帶（第四至第五節腰椎）之間，並把背帶調短、讓背包位置高一點。

為了讓背包和身體能夠行動一致，盡量讓背包緊貼著身體，並確保兩側背帶的長度相同。

將背帶調短可防止背包下垂和晃動，有助於保持重心穩定以提供更好的平衡，有助於保護脊椎和肩膀。特別是需要長時間背著沉重背包移動或工作時，一定要將背帶調短。

最好選擇背帶較寬、有襯墊的款式，如果背包底部也有墊片，對平衡重量更有幫助。

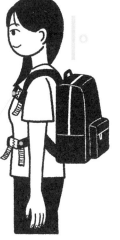

背包較重時，可以繫上背包的胸帶和腰帶，比較不會晃動。

更多提醒

① 哪一款背包比較好？

最好是雙肩的款式。若是單肩背包，可跨越身體兩側的斜背款式也能分散背包的重量，以減輕肩膀負擔，會比單肩側背包來得好一些。

② 背包多重才適當？

不要超過自己體重的10～15%為佳。

③ 平日也多使用行李箱

如果需要長時間攜帶沉重的行李，最好使用能以腹部施力、保持腰部中立的狀態下拖行的行李箱。

#12

側背背包

疼痛部位 × 脊椎（頸、背、腰）、肩膀

BAD

斜背包：背帶若是拉得太長，又以單肩側背，會對肩關節造成負擔，導致成脊椎不平衡。

單肩背包：若是掛在手臂上或以單手握住提把，只依靠臂力，行走時包包會遠離身體、無法固定，導致身體的重心跟著晃動不穩，將會加重關節的負擔。

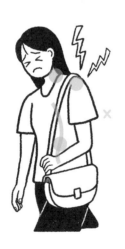
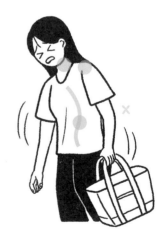

斜背包：將背帶盡量調短，從一側肩膀斜背到另一側腰間，背包就會更貼近身體。讓背包重量左右分散，可以最大限度地減少對脊椎的負擔，雙手也能空出來。

單肩背包：背在肩上，用手臂將背包夾在腋下。背帶的長度，最好是手握住前側背帶子時，手臂剛好可以夾住背包的程度。

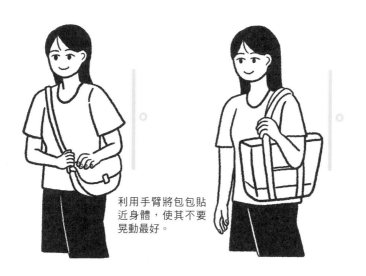

利用手臂將包包貼近身體，使其不要晃動最好。

更多提醒

① 左右輪流背

使用單肩背包時，記得每隔20～30分鐘就換邊輪流背。

② 東西多的時候，請分袋背

與其只給單側肩膀帶來較大負擔，不如準備環保購物袋，把東西分裝後分別背在兩側肩膀上，可減少肩膀和腰部的壓力。

chapter 2

移動時，因為這麼做而不舒服

──上下班及外出時

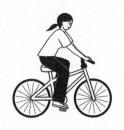

泛泛小姐上班主要是搭捷運通勤。從家裡到捷運站的距離不算太遠，所以都走路去捷運站。就算在這段短短的時間裡，一邊走路一邊低著頭使用智慧型手機，還是會使脖子僵硬、手臂發麻。而且今天晚一步錯過了捷運，斜倚在牆壁等車的同時，心裡想著：「從一早就運氣不好。」今天等的時間稍久，連腰都痠了，最後終於搭上捷運出發。

　　等了好久才來的捷運，擠到連能站穩的地方都沒有。因為附近沒有可以抓的吊環，所以得把手臂伸到頭頂抓住橫桿，讓肩膀很痠痛。從捷運站到公司還有一段不短的距離，如果不想遲到，就得騎共享單車。但僅剩的一台坐墊高度調節器壞了，只好將就著騎，但又因為坐墊太低，每踩一次踏板膝蓋就痛一次。

　　好不容易趕上打卡的泛泛小姐，不管是手腳、腰部、肩膀、脖子，才早上九點就已經渾身痠痛想回家了。但今天不知道是犯了什麼沖，加班到很晚，下班時，早上勉強騎車讓膝蓋很痛，要帶回家看的資料也很重，所以就叫了計程車。上車時由於心急，先將頭伸進後座，結果扭傷了腰。終於到了家門口，提著沉重的公事包下車，腰又再次發出哀號。

13

走路

疼痛部位 × 脊椎（頸、背、腰）、骨盆·髖關節·膝蓋·腳踝·腳趾

BAD 如果低頭看著下面走路，或是一邊走路一邊使用智慧型手機，可能會對頸椎造成損傷。挺著肚子或彎腰駝背走路的話，則會造成腰痛。

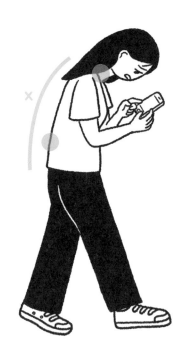

① 稍微挺胸，背部兩側肩頰骨盡量夾緊，擴胸並挺直頸部和腰部。

② 跨步時膝蓋先伸直再著地，此時膝蓋不要向內或向外張開。

③ 從腳後跟開始著地，用整個腳掌施力踩向地面。

④ 以「11」字形行走，讓腳的第二趾朝向行進的方向。

⑤ 最後，讓腳大拇趾著地，踩在地面上。

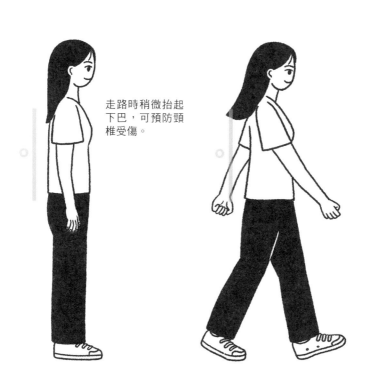

走路時稍微抬起下巴，可預防頸椎受傷。

確認一下！我的走路姿勢

1. 會造成 O 型腿的外八字走姿

腳尖朝外15度以上的外八字，並不是理想的走路姿勢。長久下去，可能導致膝蓋變形向外翻的 O 型腿。O 型腿會讓下半身重心比正常情況偏向膝蓋內側，導致內側膝蓋軟骨受損，因此就算年紀輕輕也會發生退化性關節炎。此外，由於骨盤向外擴，所以會出現小腹凸出、挺腰向後仰的姿勢，對脊椎的後關節造成負擔，進而引發脊椎管狹窄症。

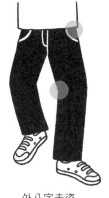

外八字走姿

2. 會造成 X 型腿的內八字走姿

腳尖朝內15度以上的內八字，也不是理想的走路姿勢，會變形成膝蓋向內彎的 X 型腿。X 型腿會讓重心比正常情況偏向膝蓋外側，導致膝蓋外側和腳踝內側的負擔增加，增加關節炎的發病風險。又因為重心會向前傾，所以也會對頸部造成負擔。

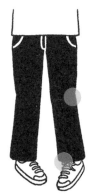

內八字走姿

3.對關節不利的走路方式

採非11字走姿，以及直線或 X 形來行走的模特兒走秀方式，長期下來也會對關節造成負擔。拖著腳走路、搖搖晃晃地走路等，也會對關節造成不適。

4.我家孩子有 O 型腿或 X 型腿嗎？

孩子在成長過程中，腿形會發生變化。首先，新生兒在子宮內呈蜷縮姿態，因此可能會有 O 型腿，隨著時間而逐漸矯正。1～2歲時，雙腿會變成平行；2～3歲時又可能呈現 X 型腿，到4歲以後又重新回到平行；到了6～7歲之後，就會慢慢定型如同成人一般的微 O 型腿。上述的腿形變化，在幼兒身上是正常的成長過程，如果變化符合年齡出現的話，就不必太過擔心。

5.即使忙碌也不要用跑的，請放寬步伐！

如果用跑的，膝蓋承受的負荷會比走路時更大，所以改成大步向前走吧。如果走路的步伐比平時來得大，可以增強腹肌，並增加臀肌的使用機會，進一步提高對肌肉的刺激。用這種方式走路，可以同時達到鍛鍊腹肌和提臀的效果。

6.窄裙、緊身褲都OUT！

緊身牛仔褲或窄裙穿起來雖然漂亮，但會妨礙走路時雙腿的移動，對髖關節和膝關節造成負擔。此外，腹部或腿部收緊的衣服，在挺直背部坐下時，會壓迫到腹部或腿部，難以維持腰椎自然前彎。如果真的想穿，至少要選擇有彈性的產品。

確認一下！我的腿型

1. 我是O型腿，還是X型腿？

最理想的腿型，是從髖關節到腳踝的中心以直線相連時，連接的中心線應該通過膝蓋的中央或稍微內側處。當我們看著正前方、雙腿併攏輕鬆站立時，以中心線為基準，如果膝蓋比中心更靠外側的話，就是O型腿（膝內翻）；如果更靠內側的話，就是X型腿（膝外翻）。

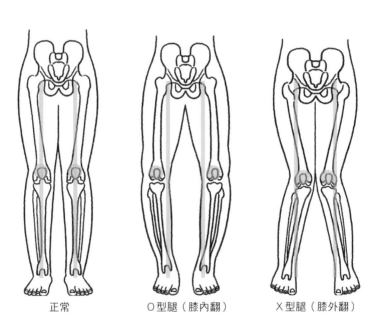

正常　　　　　O型腿（膝內翻）　　　　X型腿（膝外翻）

2.我走路時是外八字還是內八字？

① 走路時請確認腳尖方向！

連接腳後跟中央到第二趾的直線，是腳的中心軸。檢視自己的步伐時，「腳尖」的基準是第二趾。請確認自己舒適行走時第二趾的方向，若第二趾比前進方向外擴15度以上，屬於外八字；如果朝內15度以上，則是內八字。

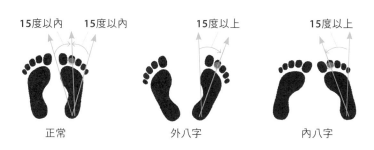

② 請確認雙腿的形狀！

O型腿是外八字、X型腿是內八字的可能性高。

③ 請確認鞋底的磨損情況！

若鞋底的外側磨損的話，屬於外八字走姿；如果是鞋子內側磨損，則是內八字走姿。

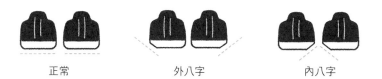

14

站著等待大眾運輸工具

疼痛部位 × 脊椎（頸、背、腰）、骨盆·髖關節、膝蓋·腳踝·腳趾

BAD 頸部和腰部彎曲，且骨盆向後轉的骨盆後傾，這種駝背的姿勢不僅會引發腰和頸部的疼痛，還容易造成骨盆等骨骼的扭曲。

將腰和腹部挺出、上半身向後仰，後骨盆向前轉的骨盆前傾站姿，會使上半身的重量落在腰部前方，導致脊椎周圍的肌肉劇烈收縮。這會嚴重擠壓椎間盤並造成傷害。

而用單腳承載體重的三七步站姿、雙腳交叉，或是靠在牆上等不良姿勢，也會造成腰、骨盆和下半身的錯位，可能導致損傷，因此都不建議。

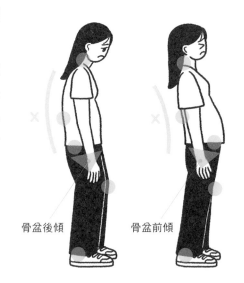

骨盆後傾　　　骨盆前傾

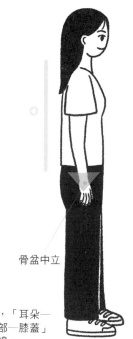

GOOD 站立時雙腳稍微張開，骨盆保持中立，挺胸，將兩側肩胛骨用力夾緊。這個姿勢會使上半身和手臂的重量落在腰部後方，因此腰部肌肉不需費力，也能自然維持腰椎前彎。透過這種方式，可以將對椎間盤產生的壓迫減到最低。同時請注意稍微收下巴，有助於預防頸椎間盤損傷。

如果腰部支撐不了身體，頸部也會跟著遭殃，所以站著的時候要盡量刻意保持腰背挺直。

骨盆中立

從側面看，「耳朵—肩膀—臀部—膝蓋」要呈一直線。

更多提醒

① 不要長時間低頭看智慧型手機

站著使用智慧型手機時，將手臂抬到不必低頭的高度。如果手臂痠痛，就使用手機架來幫忙。長時間使用智慧型手機時，要記得時不時將脖子往後仰，以減少對椎間盤的壓力。

② 等待時，把沉重的行李放下來

特別是那種必須要單邊提的行李或背包，等待時放在地上，才能防止身體兩側不平衡。重要物品就用背包背著，或是從其他行李中取出隨身攜帶，將剩餘的行李放在地上就好。

15

在大眾運輸工具裡站著

疼痛部位 × 脊椎（頸、背、腰）、肩膀、手肘、手腕‧
手指、骨盆、膝蓋、腳踝‧腳

BAD 就跟等車時一樣，不要以三七步站立或是斜靠在門上。

抓住吊環時，應避免手肘高過肩膀的情況，以免對肩膀造成損傷。在雙肩緊繃的狀態下，是難以用手臂和肩膀支撐身體晃動的。

扶手和身體的距離越遠，頸部和身體就越容易產生扭曲，進而引發頸部和腰部的疼痛。如果太用力握吊環，手指有可能會罹患關節炎。此外，如果握住吊環的手腕彎曲或扭轉角度太大，也會導致手腕疼痛。

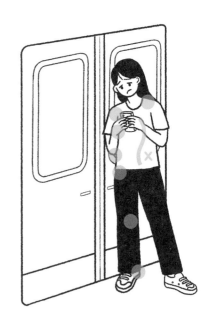

GOOD 首先，採取前面介紹的正確站姿（見第79頁），放鬆身體，保持背部挺直，雙腳張開與肩同寬，膝蓋微彎，讓身體去配合車身的晃動。

尋找支撐物時，要選擇適合自己身高的吊環，或將身體盡量靠近立柱，以防止頸部和腰部向前傾。如果吊環過高，就改抓立柱或椅子的把手。

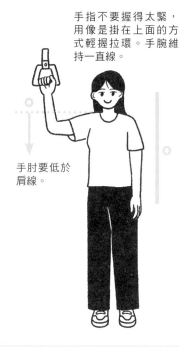

手指不要握得太緊，用像是掛在上面的方式輕握拉環。手腕維持一直線。

手肘要低於肩線。

更多提醒

① 用雙手抓住吊環

在車廂乘客較少、吊環沒有人使用時，雙手可以各抓一個吊環，能更好地防止身體重心向一側傾斜。

② 過了一站，就換手抓吊環

在搖晃的車廂上，如果只用固定一側的手抓吊環，身體平衡會偏向一側，因此建議雙手交替使用。

③ 智慧型手機拿高看

長時間低頭可能會造成頸椎間盤損傷，因此要盡量拿高，保持與眼睛相同高度觀看。若手握著立柱或橫桿，也可同時拿著手機固定觀看，或使用手機支架。

④ 時不時抬起腳後跟

小腿肌被稱為人體的第二心臟。抬起腳後跟，使小腿肌肉收縮，有助於將腳尖的血液重新送回心臟，促進血液循環。此外，這個動作還可減輕腳底的疲勞，不妨利用車子暫停時試試看。

#16

搭乘大眾運輸工具移動

疼痛部位 × 脊椎（頸、背、腰）、肩膀、骨盆‧髖關節、
膝蓋、腳踝‧腳

BAD 上半身前傾、雙腿交疊著看手機的姿勢，可能會引發頸、腰、骨盆、髖關節的疼痛。低頭睡著或下巴突出的姿勢，也會導致頸部和腰部疼痛。

背部如果不緊貼著椅背，而是靠臀部在椅子上支撐身體的話，腰部和頸部會變得緊繃。持續處於這種緊繃狀態下，將會導致腰、頸彎曲或傾斜。

相反地，若將上半身向後靠在椅背上、臀部順著坐下來的話，會使尾椎骨接觸到椅子表面而引起疼痛，同時也會使腰部彎曲，導致腰背疼痛。

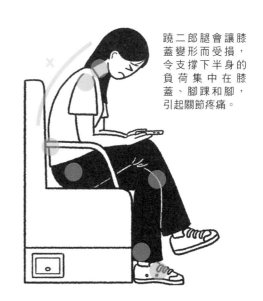

翹二郎腿會讓膝蓋變形而受損，令支撐下半身的負荷集中在膝蓋、腳踝和腳，引起關節疼痛。

腰背挺直，將臀部深深坐進椅子裡，讓腰、背靠在椅背上分散體重。如此一來，骨盆自然會挺直，腰背也會輕鬆一些。

乘坐長時間移動的飛機或公車座椅上時，盡量不要將椅子向後躺。如果椅背沒有能支撐腰和頸部的設計，可利用毛巾、靠墊、水瓶等物品來輔助，以防止椎間盤受損。需要將椅背向後躺時，也可運用相同的方法。

如果椅子較深而無法靠背，或尾椎骨疼痛時，可利用毛巾或坐墊鋪在臀部下方，將臀部支撐到比膝蓋高再坐下，上半身就會因為墊高了而自然地前傾，將體重分散至腳底，在沒有靠背的情況下，也能輕鬆保持腰背挺直的姿勢。

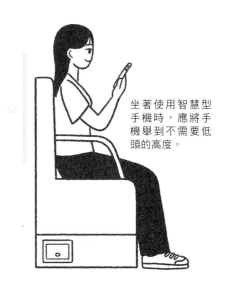

坐著使用智慧型手機時，應將手機舉到不需要低頭的高度。

更多提醒

① 穿短裙或熱褲時，應隨身攜帶可以遮掩腿部的衣物

穿著迷你裙或熱褲等短款衣物時，即使雙膝併攏仍會曝光，因此多會養成翹腿坐的習慣。這時若利用圍巾、毯子或外套蓋在膝上，就能採取正確的坐姿了。

② 在大眾運輸中善用手機支架

肩膀和手臂疼痛時，不妨在車程中使用手機支架。如果沒有支架，也可以將拿著手機的手靠在橫桿上幫忙支撐。

17

上下車

疼痛部位 × 脊椎（頸、背、腰）

BAD

上車時：如果從頭部先進車，必須低頭和彎腰，導致頸部和腰部的疼痛。

下車時：若急著將腰部向前，讓上半身先探出車外的話，會造成椎間盤的損傷。

上車時　　　　　　　　　　下車時

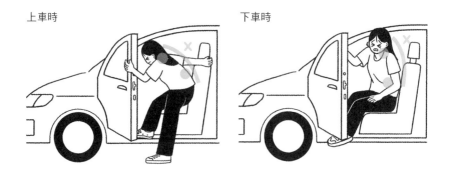

上車時：

① 雙手扶著車門上方，分散體重。

② 接著，保持背部挺直，腳後跟施力撐住身體，彎曲髖關節，以臀部坐進車內。

③ 最後，將雙腿分別收進車內。

下車時：

① 先慢慢地轉動雙腿，一次移動一隻腳踏到地上。

② 雙手扶住車門上方，分散上半身的體重，可避免重量集中在腰椎間盤。

③ 保持背部挺直，在腳後跟施力，慢慢將髖關節伸展開來並站起。

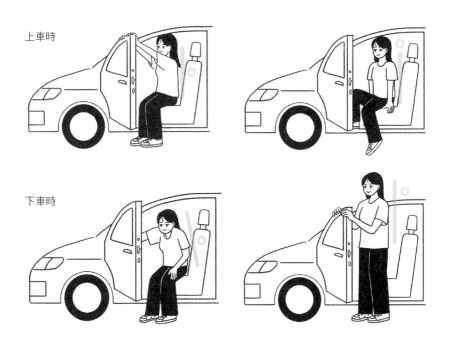

上車時

下車時

#18

開車

疼痛部位 × 脊椎（頸、背、腰）

BAD 靠著方向盤駕駛：如果身體前傾，頸部和腰部彎曲，緊貼著方向盤開車，會令膝蓋過度彎曲而疼痛，同時也會對頸椎、腰椎造成負擔，肩膀的肌肉也會非常緊繃。

這種姿勢會限縮駕駛人的視野，並阻礙方向盤大幅轉動，此時安全氣囊若是充氣，甚至有可能發生在氣囊完全充飽之前，就接觸到臉部並施壓的危險。

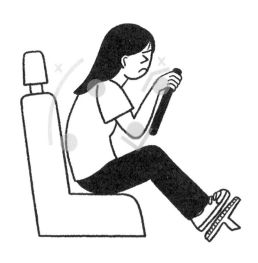

後仰駕駛：當衣物材質比較滑，坐在駕駛座上臀部會不穩時，此時若將頸部和腰背都後仰，會對頸、腰的關節造成負擔。方向盤距離駕駛臂長也會較遠，若發生緊急狀況會很難即時應變。需要踩煞車時，也會因為無法完全施力而更危險。

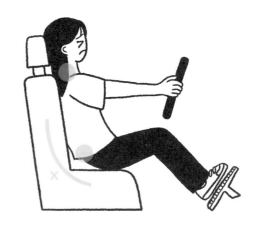

單手駕駛：僅用一隻手握住方向盤駕駛，會讓左右肩膀的高低不同，脊椎可能會向一側傾斜，使得方向盤距身體更遠、握的位置變高，容易引發肩夾擠症候群。發生緊急情況時，由於另一隻手距方向盤太遠，會無法迅速應對。

穿高跟鞋駕駛：高跟鞋會讓腳後跟無法受到很好的支撐，膝蓋也持續在抬高的狀態。負責控制油門和剎車的腳，要一直處於膝蓋彎曲角度很大的狀態下操作，因此會對腳踝和膝關節造成龐大負擔，難以準確操作腳踏板，會增加發生交通事故的風險。

① 端正坐姿：如同將臀部塞進椅墊和椅背縫隙般的感覺，讓腰椎稍微前彎、貼緊著椅背。

② 調整椅背角度：用左手握住方向盤9～10點鐘方向。接著，當將方向盤轉到左手位於2～3點方向時，調整椅背的角度，直到左肩和背部與椅背保持貼合。雖然根據體型可能有些微差異，用上述方法調整出來的椅背角度，會在90度至稍微向後傾的100～110度左右。如果肩膀無法緊貼椅背，身體就無法得到很好的支撐，可能導致肩膀和腰部的疼痛。

③ 調整座椅前後間隔：坐在駕駛座上，用右腳將剎車踏板完全踩到底時，將座椅調整到讓膝蓋稍微彎曲的程度。如果膝蓋能完全伸直，剎車踏板便無法完全踩到底，非常危險。另外，如果膝蓋碰到方向盤和方向盤支架下方的話，發生事故時膝蓋會撞到方向盤，導致受傷。調整座椅的間距時，以在方向盤和膝蓋之間、方向盤和支架之間，保留約一個拳頭大小的空間為準。確保膝蓋有充分伸展的寬敞空間，是十分必要的。

④ 手握方向盤的位置：手必須放在方向盤的3點鐘和9點鐘位置。如果握在更上方的位置，手臂會被迫抬得比肩膀來得高，如此一來操作範圍就會變大，可能導致手臂和肩膀疼痛，因而使操作準確度大打折扣。

⑤ 手肘的角度：握住方向盤時，手肘應該稍微彎曲，不要完全打直。盡量以約45度角輕輕握住方向盤，以便吸收衝擊。

⑥ 頭枕高度：頭枕的最上部，應介於後腦杓或是到眼睛的位置之間，頭部和頭枕間的距離也不宜過遠。當車子發生來自後方的碰撞，頭枕可保護駕駛人的頸部和頸椎，若高度調節不當，反而有可能會對駕駛人造成嚴重傷害。

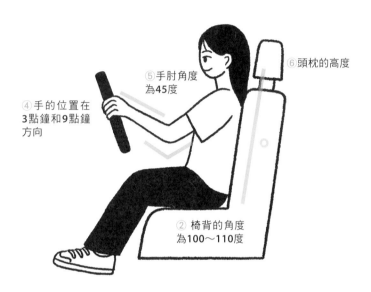

⑥頭枕的高度

⑤手肘角度為45度

④手的位置在3點鐘和9點鐘方向

②椅背的角度為100～110度

更多提醒

① 腰痛的人應該買什麼車款？

比起駕駛座椅子較低的轎車或跑車，座椅較高的休旅車（SUV）對腰部疼痛的人較佳。因為在上下休旅車時可減少彎腰的程度，也可以輕鬆保持髖關節比膝關節高的腰椎前彎姿勢。

② 腰部和頸部嚴重疼痛時，不妨加個靠枕

在腰帶位置的腰部和背部上方放個柔軟的小靠枕，有助於維持腰椎前彎的姿勢，在副駕駛座或後座時也如法炮製。每當汽車遇到紅燈停下時，趁機好好做一些伸展運動（見第122～123、127頁），就能減輕頸部和腰部的疼痛。

#19

拿物品上下車

疼痛部位 × 脊椎（頸、背、腰）、肩膀、手肘、手腕

BAD 不要搬著重物直接上車。光是搬著沉重的行李搭車這件事，就會對腰造成負擔，在進入狹窄的地方時，肩膀、手肘、手腕往往必須扭曲，導致該部位疼痛。

此外，若想要在車內將沉重的行李放到副駕駛座，就必須在對脊椎施加壓力的情況下扭轉腰部，有可能造成腰椎間盤損傷。但若只靠手臂的力量往側邊移動行李，對肩膀、手肘、手腕都會造成負擔。

卸下行李時，注意不要在車子裡扭轉腰部拿著東西下車。在拿取放在車廂或旁邊座位上的東西時，切勿不要只用單手將行李拉出來或彎腰取出。

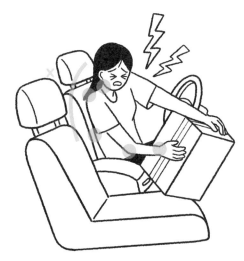

在放入行李時，要盡量維持腰背挺直，彎曲膝蓋，用雙手將行李拿近身體後，慢慢地裝到車裡。比起副駕駛座或後排座椅，較高的後車廂比較容易裝入或取出行李。因為不必長時間彎腰將行李放進深處，所以腰部疼痛的時候，這個方法比較好。在移出行李的時候，也要先下車，再維持腰背挺直的姿勢，將行李貼近身體後拿出。

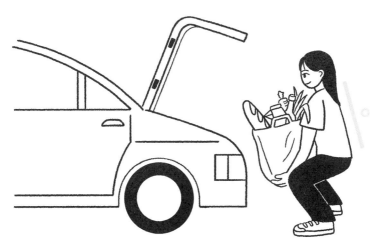

蹲下時，腳尖不能超過膝蓋。比起彎腰，先彎曲膝蓋和髖關節降低身體高度，再裝卸行李才正確。

#20

騎腳踏車

疼痛部位 × 脊椎（頸、背、腰）、肩膀、手肘、手腕、
骨盆・髖關節、膝蓋、腳踝

BAD 　**座墊的高度**：座墊高度過低時，會使膝蓋彎曲的角度變大，膝蓋內側的壓力便會增加，有可能迫使雙腿張開呈 V 字形才方便踩踏板，這麼一來會對膝蓋造成損傷。

而座墊高度太高時，騎車時彎腰的幅度就必須更大，導致腰部疼痛，嚴重時還會造成腰椎間盤突出；踩踏板時也會使得腿部過度伸展，導致大腿後側肌肉和肌腱發炎。

座墊與車手把的距離：如果座墊和車手把的距離太遠，手臂便會過度伸展，將手靠在車手把上騎乘，而自前輪傳來的震動便會直接從手掌傳到肩膀。如此會導致令手腕發麻的腕隧道症候群、讓手肘疼痛的肱骨外上髁炎（網球肘），以及肩旋轉肌腱損傷。因此騎車時，必須注意不要讓手腕過度彎曲。

踩腳踏板的方式：如果用腳掌心踩腳踏板，可能會令脛骨轉動，讓膝蓋關節扭曲，造成軟骨受損。

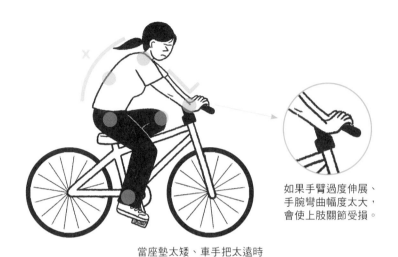

如果手臂過度伸展、手腕彎曲幅度太大，會使上肢關節受損。

當座墊太矮、車手把太遠時

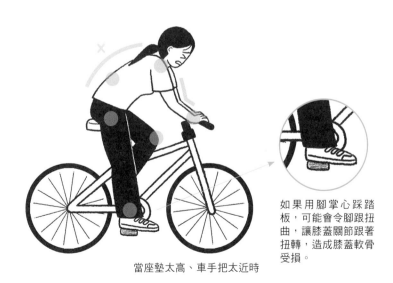

如果用腳掌心踩踏板，可能會令腳跟扭曲，讓膝蓋關節跟著扭轉，造成膝蓋軟骨受損。

當座墊太高、車手把太近時

① 握住車手把的位置，要比肩膀略寬，手臂放鬆並稍微彎曲手肘，以減輕肌肉的負擔。這個姿勢有助於緩解衝擊，減輕肩膀的疼痛和疲勞。

② 將煞車把角度調整為45度，盡量減少手腕握住車手把時的彎曲程度。握住車手把時，拇指一定要在握把下方，並將中指放在煞車把上。煞車記得也要雙手輪流控制。

③ 當其中一側腳踏板處於最低點時，請調整座墊高度，使膝蓋的角度可以維持在15～20度。膝關節炎患者為了減輕膝蓋負擔，可以稍微提高座墊高度，至踮腳時能勉強踏到地板的程度，便能最大限度減少曲膝的情況。

④ 用腳趾正下方的部位（第一蹠骨）踩踏板，腳和膝蓋保持11字形，避免向內或向外偏移。踩踏板時，要時刻注意大腿前側、大腿後側和臀部肌肉的情況，才能更有效率地運用。

⑤ 保持腰部和胸部挺直，利用髖關節，讓身體向車手把方向傾斜30～45度。此時要注意背部不能彎曲。

⑥ 在騎乘過程中，每隔1分鐘就要抬頭放鬆一下頸部肌肉。避免長時間騎乘，每隔20分鐘就要起身站著一下，或是中途偶爾休息、做做伸展運動。

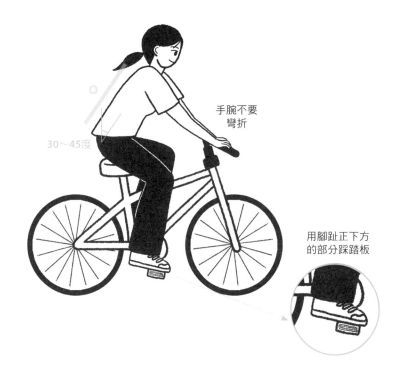

手腕不要
彎折

30〜45度

用腳趾正下方
的部分踩踏板

① 如果腰痛很嚴重，應該騎什麼樣的腳踏車？

比起需要彎腰的運動型（競速型）腳踏車，選擇可直立上半身騎乘的一般車款比較合適。

② 騎車時屁股痛怎麼辦？

騎車時，與座墊接觸的臀部和鼠蹊部經常會感到疼痛的原因，不外乎坐骨（坐下時接觸到的部分）和座墊的寬度不符；或是座墊過低或過高，座墊一旦無法充分支撐臀部，踩踏板時臀部便會左右移動而經常撞到座墊。長時間保持相同姿勢時，壓力的累積也會導致陰部神經和腹股溝的感覺減弱，導致疼痛。

為了解決這個問題，座墊必須選擇符合自己坐骨的尺寸。如果座墊穩定，上、下半身就不會移動，臀部也不會在原位抬起。在購車之前一定要試踩一下踏板，以確認臀部不會左右嚴重傾斜，或腿部是否會施力過度。

chapter 3

上班時，因為這麼做而不舒服

— 在辦公室、工作場合、家中工作

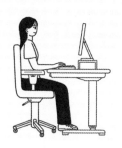

泛泛小姐今天待在電腦前，總感到渾身不對勁。中午前要把報告交出去，但進度緩慢，壓力不是普通的大。輪流看著放在桌上的文件和電腦螢幕，「哎呀，我的脖子……」隨著後頸產生的疼痛，頭部也跟著感到沉重。因為泛泛小姐剛被調動部門沒多久，不要說業務不熟悉了，就連辦公桌椅坐起來都不習慣。對泛泛小姐來說，椅子太高、桌子太矮，工作時都必須彎著腰，從腰到腿都發麻。在這種時候轉動脖子和腰，就會發出「喀啦」的聲響，而且症狀越來越嚴重了。

　　「鈴～鈴！」手機鈴聲突然響起，「現在這麼忙，到底是誰打來的！」心一急，泛泛小姐把手機夾在脖子和肩膀間，雙手邊敲著鍵盤、一邊講電話。就這樣一直維持著這個姿勢，差點就在電話中脫口而出「哎呀，我的脖子！」最後，夾在耳朵和肩膀之間的智慧型手機滑掉了。急著彎腰想要撿起，腰間卻發出比剛才更響的「喀啦」聲。雖然沒把上週才買的新手機摔壞，但泛泛小姐不由自主扶著疼痛的腰，心想：「手機比我的腰還重要嗎？」

　　好不容易把報告寫完想去列印出來，但印表機正好沒紙了。在儲藏室裡彎腰搬紙箱時，又是「啊！」的一聲慘叫。看來今天泛泛小姐的腰非常不好過。

#21

坐在椅子上工作

疼痛部位 × **脊椎（頸、背、腰）、骨盆・髖關節、膝蓋、腳踝・腳・腳趾**

BAD 椅子的問題：如果坐在沒有靠背的椅子上長時間工作，肌肉會疲勞，很難維持腰椎前彎的姿勢。若再加上椅子高度太低，膝蓋會比髖關節來得高，骨盆就會後傾。這個姿勢容易造成彎腰駝背，導致腰痛。

如果椅子太高，以致於腳掌無法貼平地面，體重便無法分散到腳上，會對腰部造成負擔。這個姿勢長時間使用腳尖支撐身體，腳和腳趾、踝關節過度彎曲，會引發這些部位的不適。

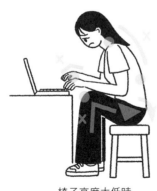

椅子高度太低時

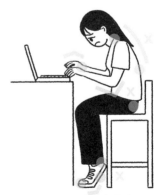

椅子高度太高時

坐姿的問題：臀部下滑後將肩膀靠在椅背上、脖子向前伸的坐姿，容易引發腰部疼痛，甚至是烏龜頸。相反地，如果將臀部靠在椅背上，向前挺出肚子和胸部坐著，將會使脊椎周圍的肌肉過度收縮，導致肌肉疲勞，更重要的是會增加椎間盤內部的壓力，這也是椎間盤受損的原因之一。（見第82頁「16. 搭乘大眾交通運輸移動」）

腿部姿勢的問題：背部完全挺直或是彎曲前傾的坐姿，以及把雙腳跨到桌上的姿勢，都對脊椎的健康有害。

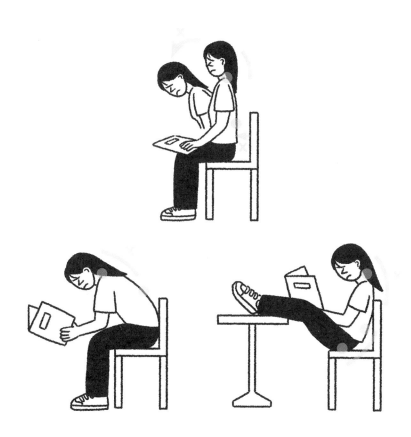

坐著蹺二郎腿、蜷縮在椅子上、在椅子上盤腿坐、單腳抬上來坐、在椅子上跪坐，或是坐著時把腳放在椅腳後方等坐姿，都會對腰部、膝關節及踝關節造成負擔。

更多提醒

應該避免的錯誤腿部坐姿！

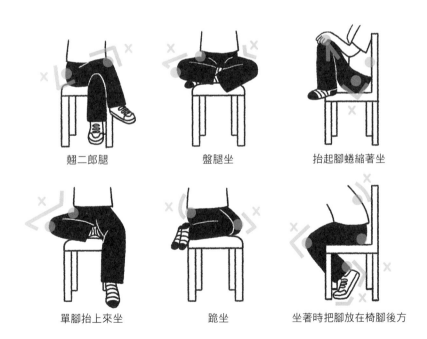

翹二郎腿   盤腿坐   抬起腳蜷縮著坐

單腳抬上來坐   跪坐   坐著時把腳放在椅腳後方

坐下時臀部緊貼著椅背,挺直坐骨。骨盆是由髂骨、恥骨和坐骨所組成,其中坐骨位於骨盆的後下方。當坐在椅子上時,將手指放在臀部下能摸到的堅硬部分,就稱為坐骨結節,在我們坐著時發揮支撐體重負荷的作用。坐下時,坐骨結節若靠近椅墊後側,背部自然會挺直,這時記得挺胸,將兩側肩胛骨併攏。

如果椅背無法好好支撐腰部,可以在腰部後方加一個靠墊,讓脊椎伸直。此時,膝關節的位置應該要比髖關節來得低。若椅子太高讓整個腳無法觸地時,可使用專用踏腳墊來調整高度。但要注意,腳放在踏腳墊上時,膝蓋也要略低於髖關節。

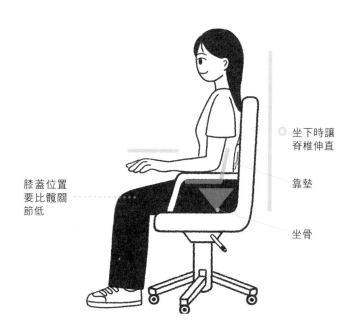

坐下時讓
脊椎伸直

靠墊

坐骨

膝蓋位置
要比髖關
節低

① 要坐哪一種椅子？

好的椅子要讓人有穩定感，可以自由移動和旋轉，但不易打滑。

1) 椅墊

高度：最好是高度能調整的椅子。坐到椅子上時，要先調整椅子高度。雙腳腳掌平貼在地，臀部緊貼在椅背上坐著時，膝蓋位置要比髖關節略低。（適當高度：35～45cm）

深度：將臀部緊靠椅背坐著時，從椅墊前端到膝蓋後方膝窩的地方，要有容納手指的空間。如果椅墊太深，臀部會無法靠到椅背，椅墊前端會壓迫膝蓋後方，阻礙血液循環。（適當深度：38～42cm，適當寬度：40～45cm）

坐墊：選擇臀部不會向前滑動的材質和形狀。椅子坐墊太軟的話，臀部會向下沉，髖關節比膝蓋低時，容易使腰部前彎；如果太硬的話，體重的壓力無法從坐骨獲得緩解，甚至會傳到腰椎間盤上，導致腰痛。膝關節保持在90～130度，踝關節則保持在90～120度。

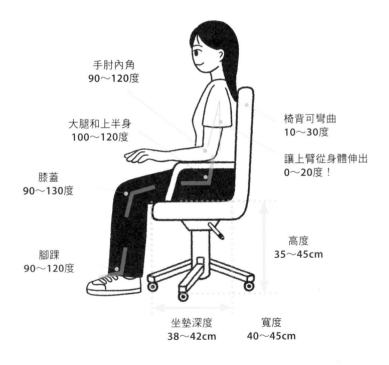

手肘內角
90～120度

大腿和上半身
100～120度

膝蓋
90～130度

腳踝
90～120度

椅背可彎曲
10～30度

讓上臂從身體伸出
0～20度！

高度
35～45cm

坐墊深度
38～42cm

寬度
40～45cm

2) 椅背

椅背要有足夠的的高度和寬度，才能提供從腰部到肩膀的支撐。比起坐起來大腿和上半身呈90度的椅子，椅背應稍微彎曲10～30度，身體靠著時才能產生腰椎前彎的效果，使大腿和上半身的角度在100～120度左右。

3) 扶手

選擇可以調整高度的椅子，當手臂放在扶手上，感覺肩膀聳起或下垂時，即可隨時調整。坐著手臂放在扶手上，或將手放在桌面工作時，上臂從軀幹朝前應保持0～20度，手肘內角則保持在90～120度。

② 用小東西製作靠墊

公司的椅子坐起來不舒服時，可在坐骨下方墊坐墊，或是折疊的毛巾、圍巾、上衣等，使髖關節略高於膝蓋，讓大腿和上半身角度維持在100～120度，有助於腰背挺直；當椅子太硬時，也可減緩坐骨疼痛。在咖啡廳久坐念書、搭乘汽車或捷運時，只要坐在不合身的椅子上，都能試試這個方法。

臀部靠墊

③ 不要坐在椅子上撿東西或搬東西

我們經常坐在椅子上彎腰撿拾掉到地上的物品，或是彎腰扭轉身體來移動箱子。對於平時坐著已經承受許多負荷的椎間盤來說，若持續追加這種小壓力，可能會造成椎間盤突出。如果頸部和腰部有疼痛症狀，最好準備長夾來撿小東西。若是包包等較有重量的物品，建議從椅子上起身，挺直腰背，以彎曲髖關節和膝蓋的方式來搬運。（見第143～145頁「35. 提起與放下重物」、第141頁「34. 撿拾小東西」）

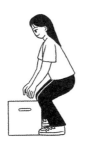

④ 經常起身

長時間久坐時，建議要經常起身，可以去倒杯水，或是刻意將印表機移到距辦公桌稍遠的地方，以增加活動量。如果不方便站起來活動，至少每30分鐘做一次挺腰向後的伸展運動，以減輕椎間盤的負擔。（見第126～127頁「29. 適合工作中做的簡易伸展運動——腰部運動」）

22

工作台（鍵盤）的高度

疼痛部位 × 脊椎（頸、背、腰）、肩膀、手肘、手腕

BAD　**工作台高度過高**：由於上臂會升高，肩膀也隨之聳起，頸部和肩膀因此會變得緊繃，導致疼痛。此外，使用鍵盤和滑鼠時過度彎曲手肘和手腕，則會對上肢關節造成負擔。

工作台高度過低：頸部和腰部會向前彎曲，因此需要在手腕彎折的狀態下使用鍵盤和滑鼠，造成脊椎和上肢關節疼痛。

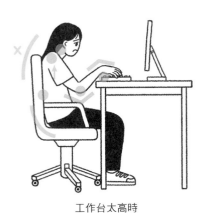

工作台太高時

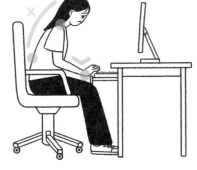

工作台太低時

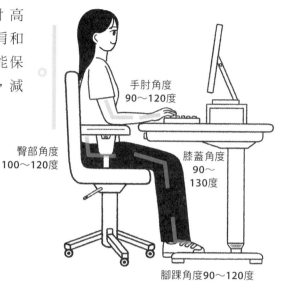

GOOD 將工作台桌面高度調整為手肘高度。如此一來，雙肩和上臂、前臂、手都能保持舒適的中立姿勢，減輕對關節的負擔。

手肘角度
90～120度

臀部角度
100～120度

膝蓋角度
90～
130度

腳踝角度90～120度

更多提醒

應該使用哪種桌子？

1) 選擇尺寸合適的桌子，以便適當擺放螢幕、鍵盤、滑鼠等所需設備。

2) 最好選擇能調整桌子本身或桌面高度的款式。調整高度的標準不是桌面，而是鍵盤或滑鼠等實際工作的支點和手肘的高度。若在調整桌子和手肘的高度後又使用滑軌式鍵盤架，工作台會比建議高度來得更低（若鍵盤架需另外安裝，請依自己的體型調整，固定式60～70cm、可調式約65cm）。

3) 選擇桌面前緣有圓弧處理的桌子，以保護身體。

4) 桌底下應該要有足夠高度和深度，讓雙腿在工作時可以自由伸展，最好使用前方中間沒有抽屜的桌子。在椅子上舒適地坐著時，大腿和桌子之間要有10～15cm的間隔。請勿在腿部空間放置不必要的物品，如包包、紙箱等。

圓弧的前緣

23

螢幕位置

疼痛部位 × 脊椎(頸、背、腰)

 如果螢幕位置過低,頸部和腰部就會彎曲,因而引發疼痛。

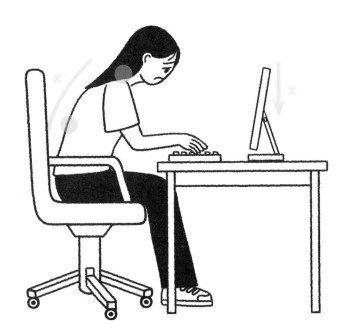

① 螢幕與眼睛的距離（視距）

如果持續近距離觀看螢幕，容易讓眼睛感到疲勞，視覺便會失焦，因此可能改變姿勢以便重新對焦。也就是說，為了要看清楚，頸部會往前傾，會給頸部或肩膀的肌肉產生不必要的負擔。

建議的觀看距離是60～80cm，最少也要在40cm以上，也就是當你坐在椅子上向前伸出手臂時，在指尖碰到的地方放置螢幕，就能確保適當的距離。

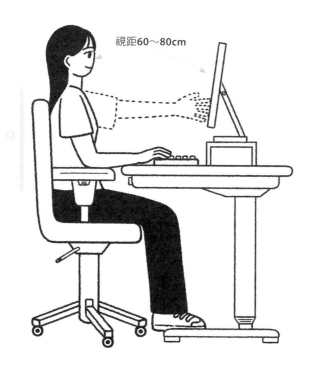

視距60～80cm

② 螢幕的高度

螢幕的畫面上端通常要和眼睛的高度一致。如果平時頸部有疼痛症狀，以正確姿勢坐著時，要提高螢幕的高度到使頸部和腰部完全不會彎曲，一眼就能看到畫面。如果螢幕無法調整高度，就使用螢幕增高架或厚書、螢幕臂架等，來調整到適當高度。

工作時看畫面的視野，最好維持在水平線下10～15度。

10～15度

螢幕要放在身體中央朝兩側30度的半徑以內。

30度

調整高度的螢幕增高架。

③ 使用者的視角

工作時，畫面上的視野要位於水平線下方10～15度之間。螢幕則要在身體中央朝兩側的半徑30度以內，以減少頸部的轉動。

更多提醒

① 使用筆記型電腦時的高度？

如果將筆記型電腦直接放在桌上使用，畫面會過低，對脊椎健康不利。若需長時間使用筆記型電腦，請用適當的物品或筆電支架，讓螢幕上端的高度與視線水平。鍵盤和滑鼠可以購買無線的產品，放在不必抬起肩膀的高度使用。

② 工作時眼睛感到刺眼！（照明管理）

電腦畫面和工作桌面的反光若會讓眼睛感到眩目，不僅會使眼睛疲勞，頸部和身體也會不自覺地移動以閃避反射光線，對關節健康不利。

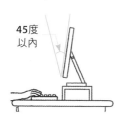

45度以內

首先要調整燈光照明，使光線與螢幕的角度在45度以內，避免產生眩光。如果辦公室條件不允許，可透過改變工作位置或使用輔助用品來改善。

1) 改變工作位置：避免螢幕在窗戶旁、日光燈在頭頂的位置。
2) 使用輔助用品：窗戶安裝百葉窗，並在使用螢幕時戴上護目鏡或在螢幕貼上護眼保護貼（護眼膜）。
3) 調整螢幕：降低螢幕的對比（Contrast），或時常擦拭螢幕以防止灰塵反射。將螢幕角度調整稍微向下，或在螢幕上安裝遮光罩。
4) 調整照明：在天花板照明上安裝拋物面遮光罩（Parabolic Louver），或採用懸吊式間接照明。在照明器具上安裝簡易遮光罩也是不錯的選擇。

③ 眼睛感到疲勞！

長時間注視螢幕會讓眼睛感到疲勞，記得定期放鬆眼睛，預防疲勞。
1) 每隔20分鐘凝望遠處，改變視線焦點或用力眨幾次眼。
2) 與寫字、拿取物品、諮詢、會議等非電腦作業輪流進行。

④ 休息片刻！（建議的工作／休息時間）

連續作業時間不得超過1小時，每小時要休息10～15分鐘。

#24

使用鍵盤和滑鼠

疼痛部位 × **脊椎（頸、背、腰）、肩膀、手肘、手腕·手指**

BAD 將鍵盤和滑鼠放在桌子後方而不是中央時，會使身體向前傾、肩膀向內夾，因而導致疼痛。

由於長時間使用鍵盤和滑鼠，會使手腕處於緊繃的姿勢，因此會給手腕造成負擔。特別是將手向內或向外彎曲，或是手腕以 V 字形或倒 V 字形彎曲進行長時間工作，可能導致腕疼痛。若反覆發生，便會引發腕隧道症候群，出現感覺遲鈍、突然無力的症狀

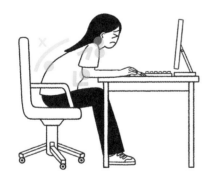

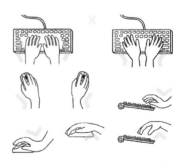

以上姿勢均會對手腕造成過度負擔
鍵盤滑鼠姿勢

鍵盤和滑鼠的位置：將鍵盤和滑鼠放在靠近身體處，坐著挺直腰背，調整位置至手肘彎曲角度為90～120度來工作。

鍵盤的使用：使用鍵盤時，前臂和手背要自然呈一直線，避免手腕彎曲。

不會對手腕造成負擔的鍵盤傾斜角度要小於5～15度，厚度小於3cm。要確保工作台邊緣和鍵盤間有15cm以上空間，並使用可以減少手腕負擔的護腕滑鼠墊。若工作空間狹小，可使用能調節高度的滑軌式鍵盤架。

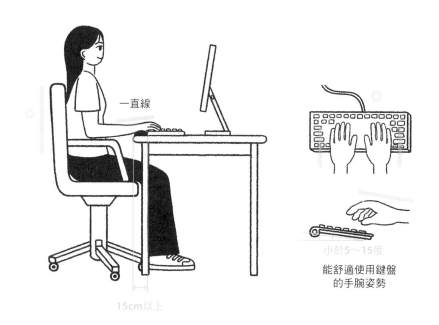

一直線

15cm以上

小於5～15度

能舒適使用鍵盤
的手腕姿勢

所謂的關節中立狀態，是指相關的關節舒適地排列，使周圍的肌肉不必施加不必要力量的狀態。例如，當手腕彎曲時，拇指應該自然地朝上，就像握手一樣，此時手腕稍微向內轉，使拇指呈45度的對角方向，這就是中立姿勢。如果使用鍵盤墊後手腕還是持續疼痛，可以嘗試使用人體工學鍵盤，使手腕關節更能維持中立狀態，以減輕手腕的負擔。

滑鼠的使用：使用滑鼠時，前臂和手臂要自然呈一直線，避免手腕彎曲。

使用一般滑鼠時，會讓手腕比中立姿勢更往下轉，使得手背朝上。若長時間持續這種姿勢，會壓迫周圍的組織，導致疲勞。若要保持中立姿勢，可使用矽膠滑鼠墊或稍微傾斜（5～7度）的滑鼠墊。

若只靠滑鼠墊還不夠，可以考慮換滑鼠。直立式（垂直）滑鼠可以如握手般、側立方向的中立姿勢來操作滑鼠，可最大限度減少手腕的緊繃。而軌跡球滑鼠可以在手腕不動的狀態下，使用手指來滾動軌跡球來移動滑鼠指標，可減少手腕因頻繁扭轉而產生的疼痛。

此外，若使用雙手通用的滑鼠，也能預防單側手指肌肉負擔過重。

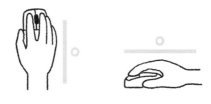

舒適使用滑鼠的手腕姿勢

① 聰明地安排桌上的物品

1) 40cm以內的正常作業範圍：放置會頻繁使用的物品，特別是鍵盤、滑鼠、電話等需要手指操作技巧的物品，或是需要以手施力的物品。

2) 60cm以內的最大作業範圍：擺放偶爾才使用的物品。

② 做一下手腕和手部的伸展運動吧！

每小時進行一次手腕和手部伸展運動，以放鬆周圍肌肉、緩解緊繃，可預防和緩解手腕和手部的不適症狀。

1) 手腕伸展運動：雙臂向前伸展，將手臂和手掌向身體方向輕壓，使其放鬆。

2) 手指伸展運動1：完全張開手指後，維持5秒再併攏，接著慢慢握緊拳頭，維持5秒再鬆開。

3) 手指伸展運動2：用一隻手將另一隻手指的間隙一一打開。

4) 手掌伸展運動：用一隻手抓住另一隻手固定後，用大拇指按壓另一隻手掌。這時使用大拇指，在另一隻手的手掌凸起部分畫圓或推壓。

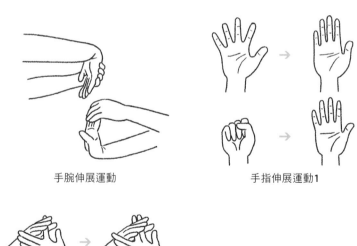

手腕伸展運動　　　　　　　　　　　手指伸展運動1

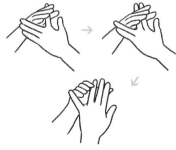

手指伸展運動2

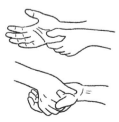

手掌伸展運動

看著資料打電腦

疼痛部位 × 脊椎（頸、背、腰）

BAD 若將文件放置於桌上，反覆抬頭看螢幕的話，頸部便會一直重複彎曲和伸直的動作，對頸部造成負擔。

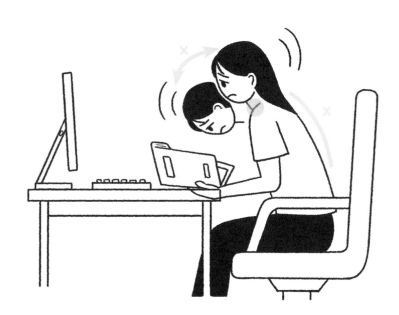

將可以調整高度、距離、角度等的文件夾,放在與螢幕相同高度及距離的位置工作,可減少不必要的頭部移動,有利於頸部關節的健康。

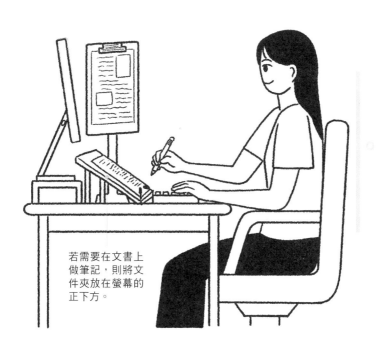

若需要在文書上做筆記,則將文件夾放在螢幕的正下方。

#26

看資料及書籍

疼痛部位 × 脊椎（頸、背、腰）、肩膀、手肘、手腕

BAD 若在桌上將書本或文件平放閱讀，容易使頸部和腰過度彎曲，對脊椎的健康不利。這時如果用手臂撐著身體，或是托著下巴坐著，連帶還會損害肩膀及上肢關節的健康。

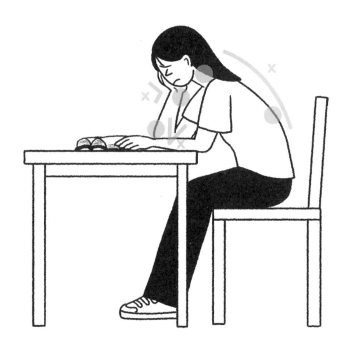

如果看書的時間較短，可將腰部緊靠椅背，保持頸部前彎且挺直，將書本舉起到與眼睛水平高度來閱讀。這時若將手臂稍微貼近身體，手臂便能穩定、輕鬆地支撐書的重量。

此外，還可將靠墊、毯子、外衣等折疊放在桌上，將手肘靠在上面支撐，就能減少手肘接觸堅硬桌面引起的疼痛，也更方便將書本調整至雙眼的高度，提高閱讀舒適度。

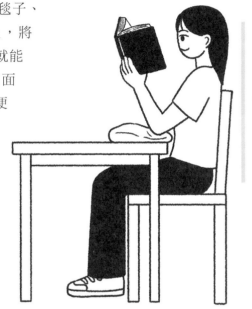

若要長時間保持同一姿勢閱讀，最好準備書架以配合眼睛高度。

更多提醒

① 當需要寫很多字時該怎麼辦？

如果要在桌上的筆記本進行大量書寫，可以試試桌面傾斜的書桌，寫字時可防止背部彎曲。

② 咖啡廳不是辦公室

咖啡廳的椅子很不舒服，桌子高度也不夠，容易讓人駝背，並不是適合長時間工作或看書的空間。如果一定要在咖啡廳工作或閱讀，可以在臀部下墊條毯子（見第103頁「21. 坐在椅子上工作」），也可以利用週邊的物品或支架，將筆電或書本撐高，並且在短時間內把事情做完。

#27

接電話

疼痛部位 × 頸、肩膀

BAD　將電話聽筒或智慧型手機夾在脖子和肩膀之間講電話，對頸部和肩膀關節的健康非常不好。

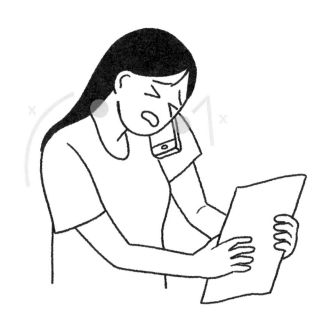

如果需要同時進行通話、打字及查看文件等各種業務時，推薦使用有免持功能的耳機麥克風來通話。

通話過程中視線容易朝下，所以要刻意努力提高自己的視線。

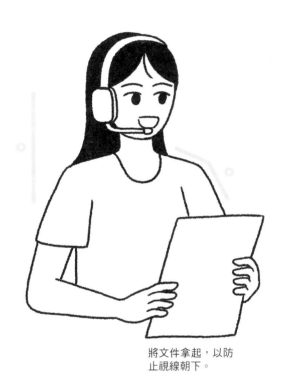

將文件拿起，以防止視線朝下。

28

適合工作中做的簡易伸展運動 —— 頸部運動

疼痛部位 × 頸

運動前的自我檢查表

- ☐ ① 後頸部位僵硬。
- ☐ ② 頸部和肩膀上部疼痛，並伴有頭痛症狀。
- ☐ ③ 除了頸部周圍疼痛，手臂、肩膀、肩胛骨周圍肌肉也都感到疼痛。
- ☐ ④ 脖子向後仰時，肩膀、手臂和手都感到很僵硬。
- ☐ ⑤ 手臂無力，半邊的身體感到麻木、遲鈍。
- ☐ ⑥ 將疼痛的手臂抬到頭上時，就會變痛。

如果您符合上列項目，或已被診斷出頸椎間盤突出，最好不要從事以下運動。

BAD 　對頸部有害的伸展運動

　　如果頸部周圍的肌肉經常感到緊繃，很可能是頸椎間盤突出引起的發炎症狀。彎腰的伸展運動雖然能使緊繃的肌肉放鬆，立刻感到紓緩，但會使已經受傷的頸椎間盤受損更嚴重。

對頸部有害肌肉強化運動

頸部肌肉如果強烈收縮，椎間盤會因壓迫而受損。

對頸部有害的收下巴運動

收下巴可以減少頸部肌肉收縮，並擴大神經根所通過的椎間孔，因此具有暫時緩解疼痛的效果。然而，彎曲頸部所施加的力量，可能會進一步令椎間盤受損。

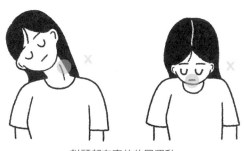

對頸部有害的伸展運動

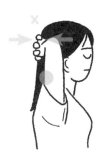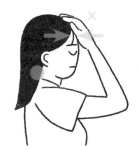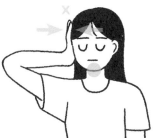

對頸部有害的肌肉強化運動

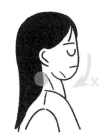

對頸部有害的收下巴運動

GOOD 若在彎曲狀態下將脊椎的髓核（編注：椎間盤是由一圈的纖維環和內部的髓核所構成）向後推，會撕裂後方的纖維環，導致椎間盤受損並脫離。因此將髓核向前推，使纖維環後方變厚的伸展運動，是對椎間盤最好的運動。

① 坐骨直立，挺直腰背。

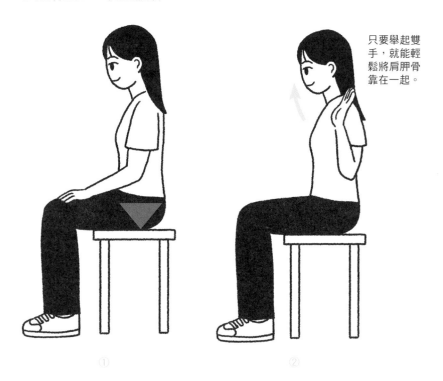

只要舉起雙手，就能輕鬆將肩胛骨靠在一起。

① ②

② 挺起胸膛、擴胸，將兩側肩胛骨靠攏。彎曲手肘並將雙手往兩側舉起，會更容易使肩胛骨併攏。

③ 抬起下巴，把頭向後仰，一直伸展到不會感到不舒服的程度，或是感到疼痛之前為止。隨著重複練習伸展，頸部的發炎症狀會逐漸減輕，伸展的範圍自然會擴大。

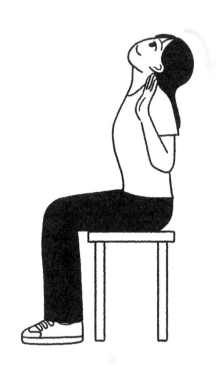

更多提醒

如果是頸部健康的人，可以不受限制地練習頸部伸展和肌肉強化等運動。

#29

適合工作中做的簡易伸展運動
——腰部運動

疼痛部位 × 背、腰

運動前的自我檢查表

- ☐ ① 整個腰部都感到僵硬、痠痛。
- ☐ ② 腿部感到沉重或發麻，小腿痛得像要爆炸。
- ☐ ③ 疼痛開始往臀部或腿部延伸。
- ☐ ④ 腿部感覺遲鈍或無力。

以上是腰椎間盤突出的症狀，如果您符合上列項目，或已經被診斷出腰椎間盤突出，最好不要從事以下運動。

 對腰部有害的伸展運動
① 向前彎腰的動作
② 向側邊彎腰的動作
③ 將骨盆向後轉的動作
④ 將上半身或下半身向前抬起的動作
⑤ 將上半身或下半身向後抬起的動作

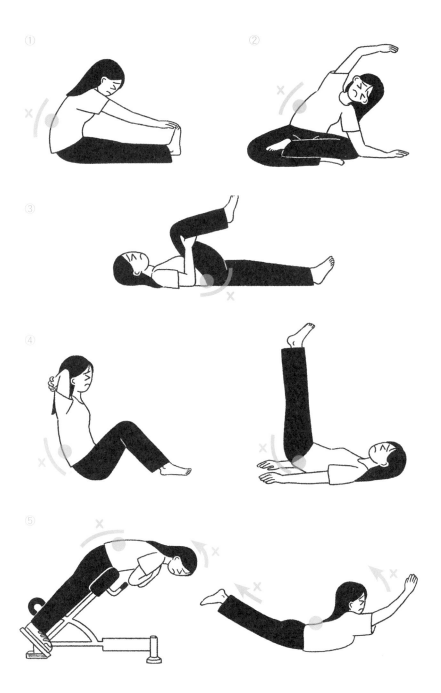

為了讓受損的椎間盤恢復健康，和頸部運動一樣，腰部也要做伸展運動才行。

① 趴下後抬起上半身

雙手放在臉頰旁，像是用手推地板般地慢慢撐起上半身，深呼吸約5分鐘。吐氣時噘起嘴巴，慢慢吐氣。推薦在早上起床時或睡前練習，可使腰椎恢復前彎，使椎間盤保持舒適的狀態。

如果手臂很難完全伸直，請趴著並在下巴下方墊兩個拳頭，頂著拳頭趴著→用手肘撐在地上，接著用手臂的力量抬起上半身。

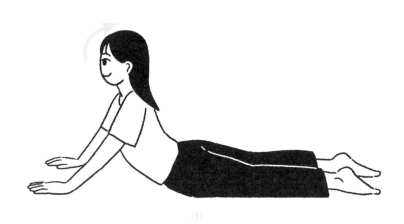

①

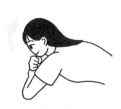

頂著拳頭趴著

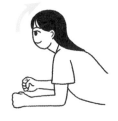

用手肘支撐

② 坐姿伸展

將雙臂向後伸展擴胸，使兩側肩胛骨併攏，腰部後彎。憋氣維持5秒左右，接著噘著嘴巴吐氣，腰背挺直。坐著時可以每15～30分鐘進行一次。

③ 站姿伸展

將雙手放在腰部，用鼻子吸氣，腰部向後仰。憋氣維持5秒左右，接著噘著嘴巴吐氣，腰背挺直。3～4次為一回合，每隔30分鐘或1小時進行一次。

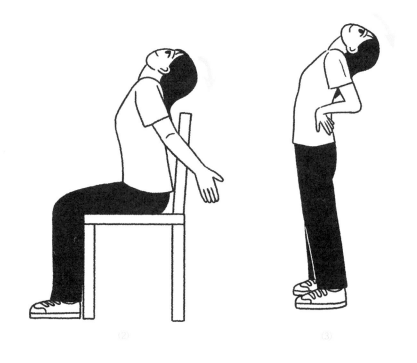

如果是腰部健康的人，可以不受限制地做伸展運動及強化運動等。

#30

壓低身體工作

疼痛部位 × 脊椎（頸、背、腰）

BAD 工作時，難免會有工作台面比身體低，或要從地面抬起物品，需要壓低身體的時候。這種情況總會使人在無意間彎腰工作，對脊椎的健康非常不好。

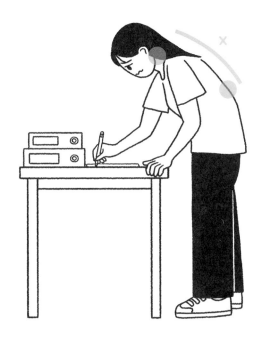

　需要壓低身體工作時，可以運用髖關節鉸鏈（hip hinge）姿勢，將髖關節如同鉸鏈般彎曲，並挺直腰背。壓低身體時，可以擴大雙腳間距，採取髖關節鉸鏈姿勢，或是將一腳向後踏約一步距離，然後讓膝蓋著地的單腳跪姿。

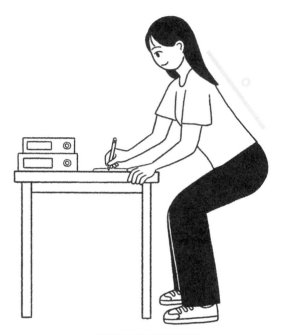

髖關節鉸鏈姿勢的側面

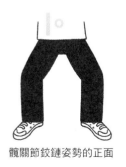

髖關節鉸鏈姿勢的正面

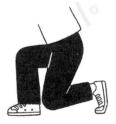

單腳向後退，
壓低身體

練習時間！「永久束腹帶」和「髖關節鉸鏈」運動

「髖關節鉸鏈」這個動作，可能很難從一開始就保持正確姿勢。建議先打造「永久束腹帶」來使核心變得結實，循序漸進比較容易，所以要堅持練習喔！

① 打造自己的「永久束腹帶」

核心肌群就是身體的束腹帶，若持續加以鍛鍊，便能防止在運動或日常生活中彎曲或扭傷腰部，以預防椎間盤受損，必須經常練習來習慣。但是太過強烈的腹肌收縮反而會造成椎間盤損傷，因此請在不引起疼痛的範圍內進行鍛鍊。

1) 挺胸站直、腰背挺直，以腰椎前彎的姿勢站立。

2) 用雙手手指稍微按壓腹部。

3) 在不彎曲腰部的姿勢下，保持胸—腰—骨盆呈一直線，稍微輕咳，用手指感受腹部肌肉收縮的力量。保持自然呼吸5～10秒，然後放鬆。

4) 逐漸延長肌肉收縮的時間，以便在平時也能持續練習。

② 髖關節鉸鏈運動（彎曲臀部並向後推，髖關節的鍛鍊運動）

我們必須熟悉在挺直腰背的狀態下，將臀部彎曲、後推的姿勢。經常練習除了可預防腰椎間盤受損，還能強化臀部肌和大腿肌，打造蘋果臀和蜜大腿。

1) 上半身進行「永久束腹帶」練習，雙腿後方緊貼椅子前側，雙腳併攏。

2) 維持腰背挺直，臀部稍微後推，如鞠躬般彎曲髖關節，雙手貼在大腿前端。

3) 維持「永久束腹帶」姿勢，臀部向後推，雙臂伸直滑到膝蓋處維持3秒。

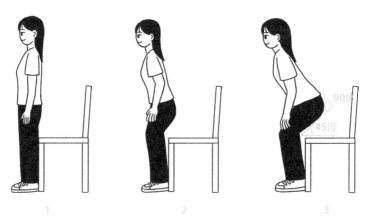

此時，將小腿緊靠著椅子，膝蓋位置不要突出超過腳尖，腰和大腿呈90度，大腿和椅子呈45度，不要蹲得太深。

4) 收緊臀部肌肉，挺直身體，回到最初的姿勢。

③ 髖關節鉸鏈運動進階版

如果已經習慣雙腳併攏進行鍛鍊，可採用相同的方法，先將椅子放在身後，將雙腳間距調整為肩寬的1.5倍左右，雙腳腳尖稍微朝外，運動起來會更舒適。熟悉之後，可在沒有椅子的情況下進行練習，但要注意膝蓋不可突出超過腳尖。

練習在沒有椅子的情況下，將一隻腳往後，成為單膝著地跪姿。在維持「永久束腹帶」姿勢的狀態下，雙手叉腰，雙腳分開約一拳的寬度站立。接著，一隻腳向後退一步，以腳尖著地，以相同的方法跪下(a)。如果進行了充分的練習，就可以繼續進行，跪坐到單側膝蓋碰觸到地面為止(b)。等熟悉上述動作，就練習抬起向後伸的腳，直到站起來的姿勢(c)。

雙腳都要練習。若能熟悉「髖關節鉸鏈」姿勢，就能輕鬆應用於深蹲和舉重。

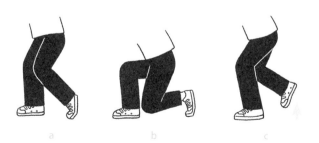

將單腳往後移動的髖關節鉸鏈運動

31

站著工作

疼痛部位 × 脊椎（頸、背、腰）、肩膀、手肘、手腕、
骨盆・髖關節、膝蓋、腳踝・腳

BAD 長時間站著不動也會對腰背造成負擔，若是工作姿勢也不正確，例如彎曲頸部和背部、單腳站立，會對關節帶來更大的負擔。

工作台高度過低時，頸部和腰部可能會彎曲，造成脊椎疼痛；工作台過高而抬起肩膀的話，也會造成負擔，令手肘和手腕彎折，引發疼痛。

- 長時間站著工作時，不要穿高跟鞋或硬底鞋。

- 如果工作位置高於肩膀，需要將雙手舉到頭頂上，會對手臂、肩膀、脖子造成負擔，引發疼痛。

- 如果工作的物品位置離身體較遠，身體就必須彎曲、扭轉或後仰才搆得著，對關節健康有害。

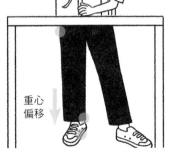

重心
偏移

GOOD 將可調節高度的工作台面調整到手肘的高度，使腰背挺直工作。特別是患有脊椎滑脫（其中一節脊椎比正下方脊椎向前突出）的人，長時間站立工作會使症狀更嚴重，所以最好將椅子放置在工作台附近，盡量找時間坐著休息。

・在地板上鋪墊子或穿著氣墊鞋，以減輕疲勞。

・作業高度高於肩膀時，使用腳踏墊將工作高度提高至肩膀處。

・靠近工作台站立，將作業物品放在正前方，工具也放在附近，減少不必要的彎腰動作。

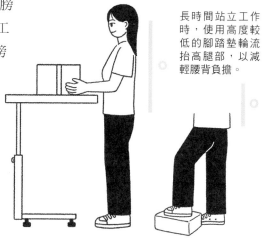

長時間站立工作時，使用高度較低的腳踏墊輪流抬高腿部，以減輕腰背負擔。

更多提醒

① 根據作業的類型，工作台高度也會有所不同嗎？

1) 進行篩選品管、書寫、組裝電子產品等精密作業時，最好使用比手肘高10～20cm的工作台。

2) 進行切菜、包裝等輕型作業時，應選擇比手肘低5～10cm的工作台。

3) 處理重物或進行繁重工作時，應選擇比手肘低10～25cm的工作台。

② 在進行精密作業時，要使用補助器具

如果必須長時間集中精神進行精密作業，可使用前臂支撐架，以減少肩膀和腰部的負擔。

#32

在地板上工作

疼痛部位 × 脊椎（頸、背、腰）、骨盆·髖關節、
膝蓋、腳踝

BAD 在地板上蹲著或彎曲頸部、腰部的姿勢長時間工作，會對脊椎和腿部造成負擔。

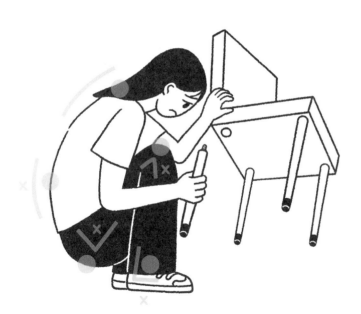

最好不要蹲在地上工作。但如果是在難以設置工作台的地方，最好在兩側膝蓋穿戴護膝或鋪設軟墊，將兩側膝蓋併攏跪在地上，挺直腰背工作。也可以交替以單膝跪在地板上，在挺直腰背的狀態下工作。

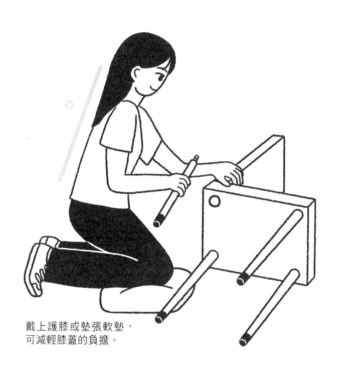

戴上護膝或墊張軟墊，
可減輕膝蓋的負擔。

更多提醒

① 使用防護用具

使用護膝或護臀，可以減少膝蓋和腰背的負擔。

② 使用矮凳

比起直接坐在地上，利用有座墊的矮凳提高臀部高度，讓腰部和膝蓋得以伸展，坐著進行工作。

#33

使用工具工作

疼痛部位 × **肩膀、手肘、手腕·手指**

BAD 長時間用同一姿勢拿著沉重手持工具工作、抬起肩膀或手肘，上述都是導致肩膀和手肘疼痛的不良姿勢。

· 使用手持工具時，手腕彎曲、扭轉、向後抬的姿勢，會導致手腕和手部的疼痛。

· 特別是在狹窄空間工作，或需要較大力氣工作時，如果是用手指握住工具的把手，這時手指和手腕就得更加用力，造成額外的負擔。

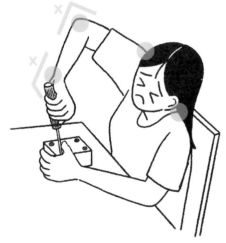

坐著工作時，為了不讓肩膀或手肘不自然地抬起，可以站起來進行。而原本就需站立進行的工作，只要改變物品的方向或降低高度即可。

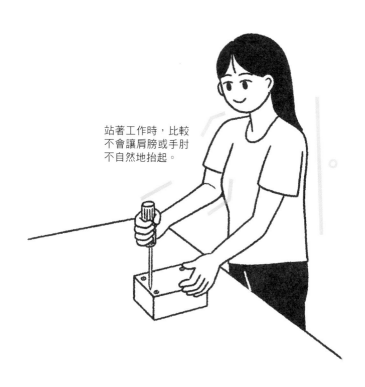

站著工作時，比較不會讓肩膀或手肘不自然地抬起。

使用手持工具時，為防止手腕彎曲或扭轉，要改變操作的方向。

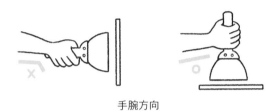

手腕方向

此外，可以依據工作的方向改變把手的角度，以保護手腕。在握住把手水平施力時，可使用把手彎曲的工具，以減少手腕彎曲。

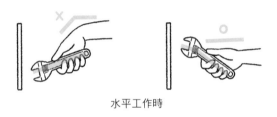

水平工作時

而需要垂直施力時，一字形的把手較佳。在狹小的工作空間中，使用長度較短的把手，必要時可使用輔助的把手產品。

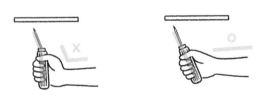

垂直工作時

在選擇手持工具時,請考慮以下事項,可幫助你無痛工作。

① 選擇輕巧、易操作的手持工具

② 確認把手款式再做選擇

1) 挑選與手掌接觸面積大的款式
讓比較不敏感的拇指和食指受力,能使力量均勻地擴散到更大的面積。
2) 挑選橡膠或木製的把手
為阻隔冷熱,比起金屬製把手,應選擇橡膠或木頭等非傳導性材質。
3) 表面不要太光滑或太軟,挑選沒有手指形狀凹槽的把手
過於光滑或柔軟的手柄,可能會從手上滑落造成受傷。此外,如果把手表面的凹槽寬度不適合操作者,會對手指持續施加壓力,引發疼痛。
4) 挑選把手長度不會太短的
若把手長度過短,把手末端會對手掌的神經或血管造成壓迫。把手長度至少要10cm;若有使用手套,則要在12.5cm以上。

③ 選擇兩手都能使用的款式

左右手必須能夠交替使用,才能降低手的疲勞度。

④ 選擇有自動回彈功能的款式

需要反覆施力的剪刀、夾子、鉗子等,應選擇具彈簧回彈裝置的款式,可減少打開時使用的力量,減輕伸展手指肌肉的疲勞。

⑤ 選擇具安全裝置的款式

1) 把手保護板
鋒利的刀、螺絲起子或鉗子類工具在使勁施力時,可能會讓手被劃傷或受傷,因此應選擇把手上有保護板或凸緣的款式。
2) 把手安全裝置
在用力闔起有兩側把手的手持工具時,可能會夾到手指,因此應使用有安全裝置的產品。

34

撿拾小東西

疼痛部位 × 脊椎（頸、背、腰）

BAD 若是為了撿拾小東西而彎曲頸部和腰部，會造成椎間盤受損。

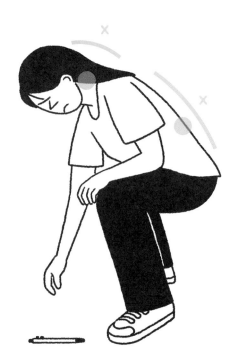

GOOD 如同在「30.壓低身體工作」（見第130～131頁）中練習的一樣，維持「永久束腹帶」姿勢，單腳向後一步以腳尖支撐，彎曲髖關節，以後腳膝蓋著地，拾起物品。

此外，在一手能扶著牆壁、椅子、桌子、拐杖等時，在維持永久束腹帶姿勢的狀態下，可以向後抬起一腳，一邊彎曲髖關節將上身向前傾，拾起物品。習慣這個動作之後，就可以不必扶著牆壁了。

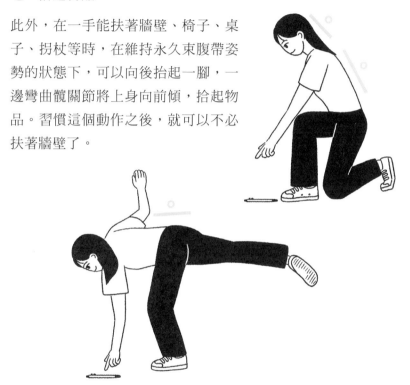

更多提醒

① 撿高爾夫球也要把腿抬起來

腰痛嚴重的人，在撿高爾夫球時不要蹲下來撿，要用高爾夫球桿支撐著一側手臂撿球。

② 用長夾幫忙撿拾

掉在地上的物品最好用長夾來撿，不要彎腰撿。

#35

抱起與放下重物

疼痛部位 × 脊椎（頸、背、腰）、肩膀、手肘、手腕·手

BAD 搬起沉重的箱子時，如果直接抓住箱子兩側，就得從肩膀到指尖都施力，對上肢關節造成負擔。

若在伸直膝蓋的狀態下彎腰抬起地面的重物，則可能會造成腰椎間盤受損。即使蹲下來，如果也彎腰，還可能對腰部造成負擔。

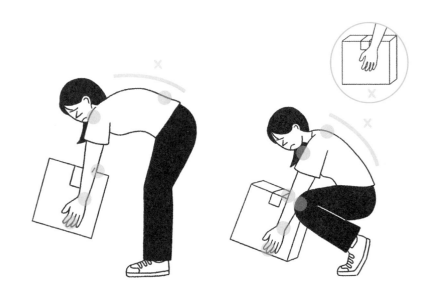

搬運箱子時，應將雙手大拇指以外的四指伸入手孔，或者托住箱子下方的轉角處，同時將手臂伸直，緊貼在箱子上。

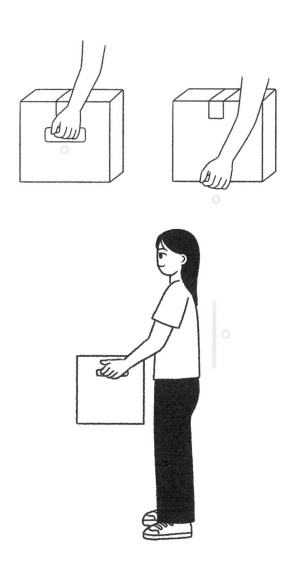

① 將雙腳張開，使物品位於雙腳之間。若物品大到無法在雙腳之間，就站在物品前方，將雙腳打開至與肩同寬。

② 進行「永久束腹帶」姿勢（見第130頁），使核心變結實後，將臀部向後推，同時以「髖關節鉸鏈」的方法彎曲膝蓋。這個過程中，頸部和腰部需保持前傾，背部則維持挺直。

③ 以雙手緊緊拿取物品，避免重心偏移。

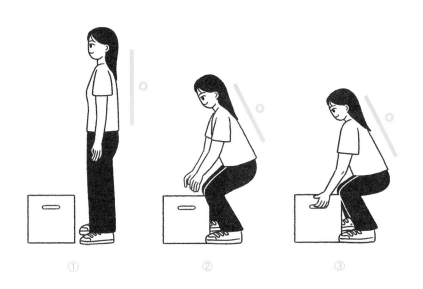

①   ②   ③

④ 將物品盡量貼近身體，維持永久束腹帶姿勢，以臀部和腿部的力量慢慢起身。

⑤ 在抬起物品的過程中，保持身體平衡，不要改變身體的方向。

⑥ 放下物品時，也要保持腰部挺直，以與抬起物品時相反的順序進行。

如果覺得雙腿彎曲蹲下的姿勢不太舒服，可以在挺直腰背的狀態下，將單腳向後，以單膝著地的姿勢來進行。

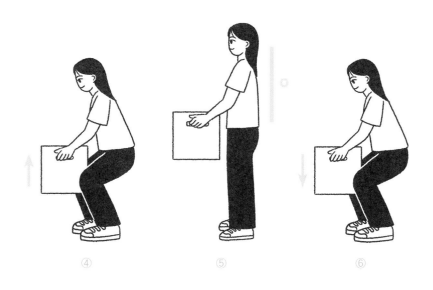

④　　　　　　　⑤　　　　　　　⑥

更多提醒

① 分批搬運物品

比起一次搬運很重的東西，就算有點麻煩，最好還是將物品分裝，多次搬運。

② 搬運物品時，也要穿著適合的服裝

穿著彈性佳的衣服、戴上安全手套，並且穿上防滑、合腳的鞋子。

#36

抱著物品轉身

疼痛部位 × 脊椎（頸、背、腰）、骨盆·髖關節、膝蓋、腳踝

BAD 在拿著物品改變方向時，如果扭轉頸部和腰部，會造成脊椎椎間盤受損。此外，如果腳不移動只扭轉雙腿，則會造成股關節、膝蓋及踝關節受損。

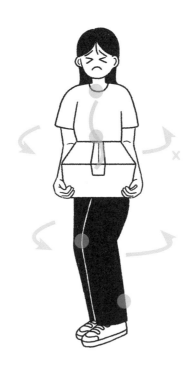

首先確認想前進的方向,頸部和腰部要保持一直線,僅以雙腳來改變方向。

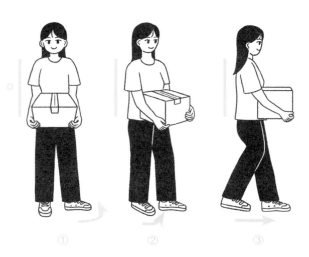

① ② ③

更多提醒

① 根據物品的大小和重量,搬運的方法也不同

1) 小型的物品

單一物品,用單手提或以雙手抱著搬運。

兩個物品,用單手抱住一個,另一個用繩子

捆好提起,或分別用繩子捆好以雙手提起。

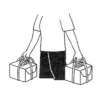

2) 重量輕但體積大的物品

用雙手緊握物品的把手或底部,以雙臂抱住並貼向身體。為了避免讓物品擋住自己的視線,搬運時盡可能以直線方向移動。

3) 重量重且體積大的物品

兩人一起搬運。若需獨自搬運時,則使用推車。移動時要用推的,而不要用拖拉的方式,以免對腰產生過度負擔。

② 移動物品時,必須先整理四周環境

如果在走道上堆放物品,可能會引發摔傷的意外,因此要整理周邊環境,確保路線暢通。地面有水則可能會讓人滑倒,應該立刻拖乾,地面也必須平整。

#37

堆疊大型物品

疼痛部位 × 肩膀

BAD 如果物品堆疊得比肩膀還高，會對肩膀造成負擔，而且物品可能會掉落，引發危險。

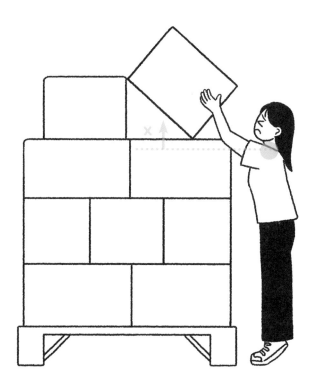

保持腰背挺直的姿勢，將物品堆疊到肩膀的高度即停止。

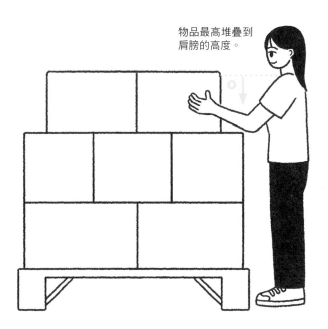

物品最高堆疊到肩膀的高度。

#38

端盤子

疼痛部位 × **肩膀、手肘、手腕·手**

BAD 用單手移動托盤時，若手肘稍微遠離身體，物品便容易晃動，並且必須用上半身來支撐物品的重量，會對上肢關節造成負擔。

以雙手舉起托盤時，若雙臂遠離身體，一樣會對上肢關節造成負擔。此外，若手肘彎曲角度小於90度，將托盤抬得太高，手腕必須彎曲，會變成用手指緊抓托盤，對關節健康很不利。

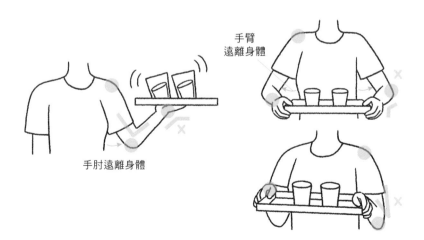

手臂遠離身體

手肘遠離身體

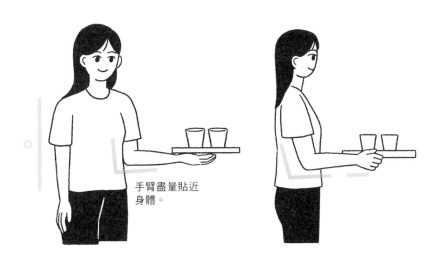

GOOD 以單一手臂舉起托盤時,要挺直腰背,並且在手臂緊貼身體的狀態下,使前臂和手腕盡量保持直線。

　　以雙手舉起托盤時,也要挺直腰背,盡量將雙臂緊貼在身上。手肘彎曲應大於90度,前臂和手腕呈一直線,同時也將手指彎起來墊在托盤下支撐。

手臂盡量貼近身體。

更多提醒

附把手的托盤會更方便!

若使用附有把手的托盤,手腕很容易能保持一直線。手指伸進把手使用,會比起放在托盤下方托著,更能減輕手指的負擔。

chapter 4

回家後，因為這麼做而不舒服

—— 從下班後到就寢前

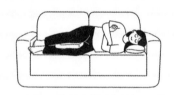

泛泛小姐終於下班回到家。今天真是漫長勞累的一天，事情多到連午餐都沒時間吃，四處奔波……，甚至不知道這一天是怎麼度過。

　　終於回到家，雖然連一隻手指頭都不想動，但肚子實在是太餓，泛泛小姐用光速煮好一碗泡麵。「現在時間差不多要播連續劇了！」於是她把整鍋泡麵移到沙發前的小茶几上，趕緊打開電視。這時廣告正好結束，連續劇開始播出。她在地板上縮著身體、伸長脖子，邊看電視邊吃泡麵，弄得腰和脖子都開始痛了。

　　心想著「這下泡麵吃完了，肚子也飽了，碗待會再洗吧！」她把茶几隨便往前一推，枕著高高的沙發扶手躺下。一心想著要專心看劇，直到連下集預告都看完才起身，從脖子到指尖卻感覺像觸電一樣的刺痛，肩胛骨也開始痛了起來。在她哀號著「啊，我的頸椎……」的同時，眼光往下一瞟，又瞥見週末費盡心思做的腳趾美甲脫落。不管怎麼回想，都是今天勉強自己穿脫高跟鞋造成的慘案。蹲著縮在地板上重新塗好腳趾甲，這下連腰都痛起來了。

39

坐在地板上

疼痛部位 × 脊椎（頸、背、腰）、骨盆·髖關節、膝蓋、腳踝

BAD 坐在地上時，膝蓋的位置通常會比髖關節高出許多，因此骨盆會向後傾，導致背部和腰部彎曲。因此，頸部和腰部疼痛的人，要盡量避免坐在地上。尤其是坐在地上的姿勢會使膝蓋過度彎曲，使膝蓋承受額外的負擔，進而導致軟骨受損，有可能引發退化性關節炎。

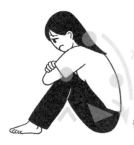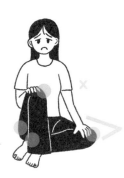

骨盆向
後方傾斜

更多提醒

會造成O型、Ｘ型腿的不良坐姿

長時間盤腿	跪坐	W字坐	將雙腿斜放一旁側坐
┈┈ O型腿 ┈┈	┈┈┈┈┈ Ｘ型腿 ┈┈┈┈┈		

GOOD 考慮到關節的健康，最好不要坐在地上。如果某些餐廳只能坐在地板上用餐時，為了使腰背挺直，髖關節必須高於膝蓋，建議在臀部後下方墊一個坐墊會舒服點。當膝蓋感到疼痛時，應該將雙腿伸直著坐。如果背部可以靠牆，就用靠墊等物品支撐後背，緊靠牆壁坐著。

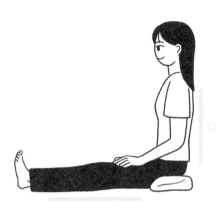

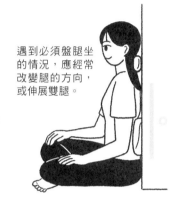

遇到必須盤腿坐的情況，應經常改變腿的方向，或伸展雙腿。

更多提醒

和室椅的聰明坐法

①不要縮著身體或彎折頸部

不要將背部向後靠著讓身體蜷縮起來，或是彎折脖子頂著椅背毫無支撐。

②臀部要坐滿

如果椅墊夠高的話，就將臀部推到底，將雙腿伸直來坐。

③使用軟墊

如果椅墊較低，可在臀部下方加一塊坐墊或舖上毛巾再坐。如果椅背無法好好支撐腰部，也可在腰部後方墊軟墊。

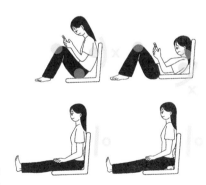

40

沙發的坐臥

疼痛部位 × 脊椎（頸、背、腰）、骨盆·髖關節、膝蓋

  沙發比椅子柔軟，容易造成脊椎曲線的變形。而且大部分人待在沙發上的時間較長，也容易出現不良姿勢，危害關節健康。

最常見的姿勢，就是臀部像是從座位上滑下來般的半躺半坐，可能會導致頸部和腰背彎曲，引發椎間盤疾病。

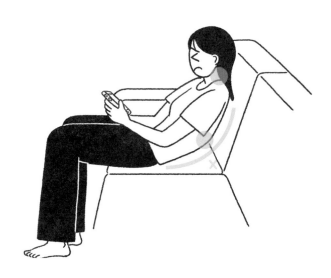

此外，斜靠、翹二郎腿、單腳壓坐另一腳上、雙腳踩在沙發上蜷縮著坐或盤腿等，都是會對脊椎和膝關節造成負擔的姿勢。

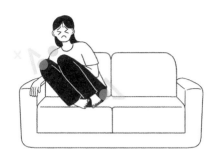

枕著高高的沙發扶手躺著，或是側躺用手肘支撐頭部的姿勢，也會導致頸椎間盤突出。早期症狀是頸部鈍痛和後頸僵硬，而後會產生肩膀、肩胛骨、手臂等部位的突發疼痛，嚴重時甚至會出現手麻的症狀。此外，這種姿勢會導致腰背扭曲，如果以單手支撐頭部，則會對肩膀、手肘、手腕造成負擔。

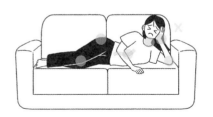 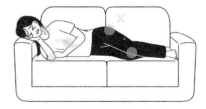

另外也要避免斜靠在沙發下方坐著，或者坐在沙發扶手上，這些都是會傷害關節的姿勢。

坐在沙發上時，臀部應該坐滿椅墊，讓整個上半身都能靠緊在椅背上，保持腰背和頸部挺直。閱讀書籍、使用智慧型手機、看電視時，則應調整到不必低頭觀看的高度。

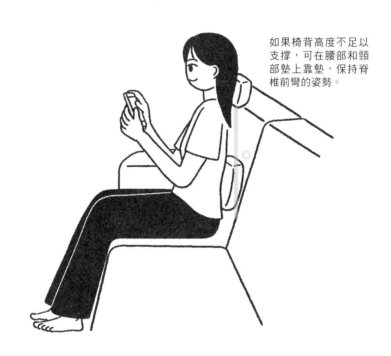

如果椅背高度不足以支撐，可在腰部和頸部墊上靠墊，保持脊椎前彎的姿勢。

最好不要長時間躺在沙發上，如果還是累得想躺下時，最好墊個夠高的枕頭，讓頸部和腰部可以保持一直線。側躺時，可在雙腳之間再夾一個枕頭，以減輕頸部和腰部的負擔。

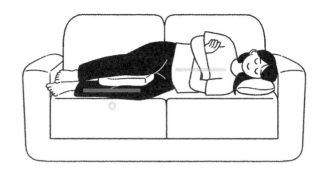

沙發比椅子來得柔軟，容易讓坐姿變形，因此最好經常有意識地調整坐姿。如果腰痛嚴重的話，建議還是坐椅子而非沙發。

① 該選擇什麼款式的沙發？

1) 材質稍微硬一點，坐著時臀部不會陷進去的較佳。

過於柔軟的沙發無法均勻支撐體重，坐下或站起時也不方便。坐著時臀部會下陷，令髖關節位置比膝關節低，容易讓腰部彎曲。

2) 選擇能支撐頸部和腰背的椅背。

椅背要是直的，或向後傾斜10～20度，如果有柔軟的靠墊能確實支撐頸部和腰背則更好。

3) 背靠著椅背坐直時，小腿與沙發坐墊之間要留3～4cm的空間。

如果沙發坐墊的深度太深，就算坐到最底，臀部的尾端也碰不到椅背，或是小腿會碰到沙發前端，使得臀部下滑，形成半躺半坐姿勢，對腰、頸造成負擔。

4) 坐姿正確時，沙發坐墊的高度最好能讓雙腳著地。

若沙發坐墊的高度太低，坐下時就需要彎曲髖關節和膝蓋；也要避免沙發坐墊太高，導致兩腳腳後跟都碰不到地板。

② 在沙發上睡覺或吃飯是大忌

再好的沙發也容易讓姿勢跑掉，因此最好避免長時間在沙發上坐臥或進行其他活動。

41

用餐

疼痛部位 × **脊椎（頸、背、腰）、肩膀、骨盆·髖關節、膝蓋**

BAD 在低矮的茶几、飯桌或地板上用餐，會使頸部和腰部彎曲，危害脊椎健康。若再加上盤腿坐等不良的腿部姿勢，更會造成膝蓋的負擔。

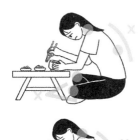

廚房中島同時兼顧烹飪平台與餐桌功能，並可提供收納空間。但若站在中島旁吃飯，它的高度無法讓人挺直腰背和脖子吃飯，只會帶來更大的負擔。即使坐著用餐，也沒有容納雙腿的空間，只能將腳縮起來坐著。如果連椅子都沒有椅背，還可能造成頸部和腰背的疼痛。

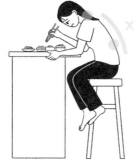

如果把食物放在離自己較遠的桌上，用一隻手臂斜撐身體的姿勢吃飯，會讓左右肩膀和骨盆變形，造成肩膀的疼痛並引發脊椎側彎。

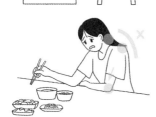

為了保持關節健康，最好坐在餐桌吃飯。坐在有靠背的椅子上，臀部緊貼椅背、挺直腰背，避免上半身前傾。這時身體和餐桌的距離要保持15cm左右。將食物放在靠近自己的位置，吃飯時就不會讓身體彎曲。

如果沒有餐桌或只能坐在地板上的話，可以臀部後下方墊一個坐墊或折疊的毛巾，讓雙腿伸直。如果可以靠牆，則用靠墊來支撐背部，緊靠著牆壁坐著。（見第155頁「39. 坐在地板上」）

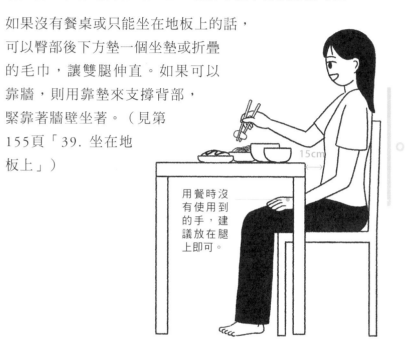

用餐時沒有使用到的手，建議放在腿上即可。

更多提醒

切忌邊吃飯邊使用智慧型手機

用餐時，如果邊將智慧型手機或書本放在餐桌上看，就必須伸長脖子或低頭，容易引發烏龜頸症候群或造成頸椎間盤損傷。若用單手拿著長時間觀看，則會引發肩膀、手肘、手腕的疼痛。不得不看時，就利用書架或手機架把它們放置在和視線同高的位置。

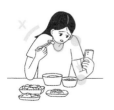

#42

看電視

疼痛部位 × **脊椎（頸、背、腰）**

BAD 坐在矮沙發或床上看電視，可能會使頸部和腰部彎曲，引發疼痛。尤其是在專注看電視時，頸部很容易變成前傾，成為導致烏龜頸症狀的原因之一。這類頸骨的變形會使頭部的重量無法有效被分散，因此會對頸部周圍的肌肉和肌腱等造成過度緊繃，引發頸椎間盤疾病。

而在沙發上半躺半坐、一手靠在沙發扶手上托著下巴的姿勢、靠在床頭向前伸長脖子看電視的姿勢等，都會對脊椎關節造成不良影響。

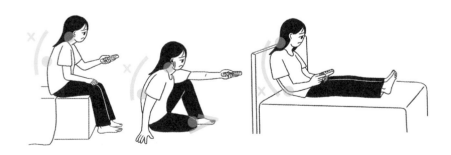

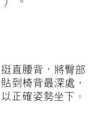

GOOD 坐在有靠背的椅子上，必要時最好放個腰枕。此時應將電視調整至坐著不需要彎曲頸部的高度。

如果必須坐在地板上，可參考在地板上的正確坐姿（見第155頁）；如果是使用沙發，可參考適合沙發的正確坐姿（見第158頁）。

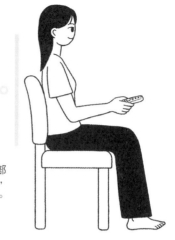

挺直腰背，將臀部貼到椅背最深處，以正確姿勢坐下。

更多提醒

①如何無痛使用智慧型手機

從下班後到就寢前，在家也會經常使用智慧型手機，但這可能會成為引發疼痛的主因。使用時，請記住以下幾點：

1) 短時間使用時，如傳送簡訊

將手機舉到頸部直立時、與眼睛同高的位置使用。注意，手腕不要過度彎折。

2) 長時間使用時，如收看連續劇、上網路線上課程時

在桌上安裝支架把手機架高，坐在椅子上挺直腰背觀看。

3) 撥打電話

切忌將脖子轉向一側、把手機夾在耳朵和肩膀之間講電話。長時間通話時，請使用耳機。

②無痛的閱讀和寫日記方法

當靠在沙發或坐在床頭看書時，即使一開始的坐姿正確，姿勢也會逐漸跑掉，讓頸部和腰部彎曲，引發疼痛。在家中也可以將適合自己眼睛高度的閱讀書架放在桌子上，保持腰背挺直的姿勢，坐在椅子上看書或寫日記。

#42

修腳指甲、塗指甲油

疼痛部位 × 脊椎（頸、背、腰）、骨盆·髖關節、膝蓋

BAD 不要蹲坐在地板上修剪腳指甲或塗指甲油。長時間彎曲頸部和腰部，容易導致脊椎疼痛，而且過度彎曲髖關節，可能會引起不適。

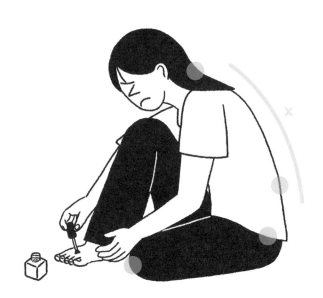

坐在有靠背的椅子上，保持腰背中立姿勢。將一側的腳踝放在另一側的膝蓋上，以這個姿勢來修剪腳指甲或塗指甲油。

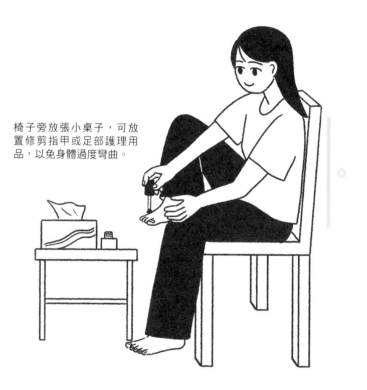

椅子旁放張小桌子，可放置修剪指甲或足部護理用品，以免身體過度彎曲。

更多提醒

①使用剪刀型的腳指甲剪

當髖關節疼痛，無法將腿抬到膝蓋上的話，這款指甲剪非常好用。

②去美甲店請專人幫忙

即使對方是家人，也很難開口拜託幫忙照料自己的腳。雖然去美甲店需要花錢，但可以一次整理好。如果頸部和腰部的疼痛症狀嚴重，請試一次看看。

chapter 5

睡覺時，因為這麼做而不舒服

■

——從準備就寢到起床

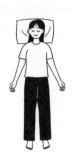

泛泛小姐從早到晚度過了特別辛苦的一天，渾身痠痛。終於到了睡覺的時間。她拖著疼痛的腰，爬到床上。不久前看到「用平躺的姿勢睡覺對腰才好」的新聞報導，所以就盯著天花板躺下。本來很期待，但……直直躺著卻毫無睡意。泛泛小姐從小開始，平躺睡覺就會莫名的不舒服，但改成側睡或趴睡卻很容易睡著。無奈之下只好改回趴睡，果然轉過頭來趴下，很快就睡着了。

　　因為今天是休息日，所以睡了個懶覺才起床。如果睡得比平時更久，腰一定會痛。雖然好像睡得很熟，卻覺得四肢沉重，頭也沉甸甸的。不久前換了新床，看了評價覺得好像還不錯才買的，還在電視購物上買了號稱有益於頸部健康的枕頭，但效果卻不怎麼明顯。泛泛小姐很疑惑，到底要怎樣睡覺才不會不舒服，能神清氣爽地一覺到底呢？

#44

床墊的選擇

疼痛部位 × 脊椎（頸、背、腰）、肩膀、手肘、手腕、膝蓋、腳踝

BAD 　在硬床仰躺時，會無法支撐頸部和腰部；側躺時，則支撐不了肩膀下方和腰側的空間。以上都會增加脊椎在睡眠期間無法整齊排列的風險，因為體重只集中在承重的位置，因此接觸床的部位可能會感到疼痛。如此一來，睡眠期間會不斷移動身體、改變姿勢，脊椎間盤以及關節會受到更大的影響。

如果仰躺在過於柔軟的床上，原本腰椎前彎的姿勢會被改變，腰部會比腿部更為下沉，身體會變成 V 字形，引起腰部的疼痛。而側躺的話，頭部或臀部會往下陷，導致脊椎錯位。

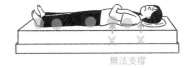

無法支撐

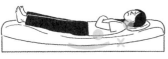

無法支撐

過硬的床

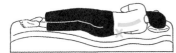

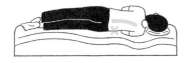

太軟的床

GOOD 為了保持良好的身體姿勢，要挑選有彈性、並且能平均吸收體重、減少施壓點，軟硬適中的床墊。由於每個人各有差異，所以買床時一定要親自試躺。

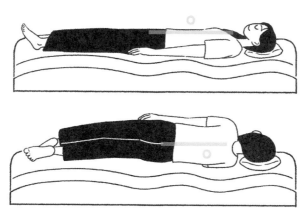

以仰躺和側躺兩種睡姿來試躺，
確認自己身體關節對齊的狀態。

更多提醒

①不要在地板上睡覺

睡在地板上對脊椎和膝蓋有害，和睡硬床的道理相同，都會無法好好支撐脊椎而對特定部位施加壓力，造成疼痛。此外，躺下或起床時（半夜起床喝水或上廁所、早上起床時），若採取彎腰部和曲膝蜷縮的姿勢，會增加脊椎間盤和膝蓋關節受損的風險。如果腰部和膝蓋有疼痛症狀，一定要選擇適合自己的床。

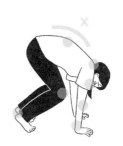

② 有適合自己體格的床墊

體重越重的人應選擇越硬的床墊，才能達到良好的支撐作用，但一定要親自試躺再做選擇。

45

枕頭的選擇

疼痛部位 × 脊椎（頸、背、腰）、肩膀

 枕頭過高時，會使頸部過度彎曲，對頸椎間盤造成損傷，或形成烏龜頸。

而如果枕頭太低或不用枕頭睡覺，仰躺時會使下巴往上抬、頸部過度上仰，導致頸部周圍的肌肉緊繃；側躺時則頭部會下垂，無法維持脊椎的正常排列，有可能造成頸椎損傷和肩膀疼痛。

睡覺時，頸部每小時大約會發生600次或大或小的移動，而過硬或固定頭部的枕頭會阻礙這種自然活動，因此不建議使用。

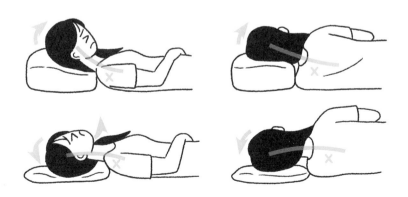

好的枕頭應具有適度彈性（柔軟度），使用者即使在睡眠期間變換姿勢，其彈性都能支持頸部，使頸椎維持正常的排列狀態。

平躺時，後腦杓要盡量處於較低的高度，而枕頭支撐頸部的部位，應距離床板6～8cm的高度，才能有助於維持頸部的 C 型曲線。側躺時，由於肩膀高度的關係，要使頸椎和腰椎保持直線，枕頭高度必須達10～15cm，才能有效支撐肩膀和頸部。

枕頭的理想寬度，應為自己頭部寬度的3倍。

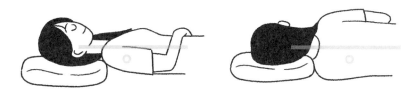

每個人體型不同，購買枕頭前一定要
確認是否適合自己的頭部和頸部。

更多提醒

緩解疼痛的毛巾枕頭

如果是枕頭高度不合適，或因為旅行等因素改變睡覺場所，可嘗試以下方法：將一條毛巾平整折疊，墊在後腦杓的部位做支撐；接著根據自己平躺時脖子的高度，將另一條毛巾捲起來墊在脖子下，可填充下方空間提供良好的支撐。

#46

抬腿枕和護腰枕

疼痛部位 × 脊椎（頸、背、腰）、膝蓋、腳踝‧腳

BAD 將抬腿枕放在膝蓋或小腿下方，雖然能減輕腿部浮腫，但卻不利於腰部、膝蓋和腳踝的健康。

首先，如果將腿抬高，骨盆便會向後傾，讓腰椎無法保持前彎狀態，會導致腰椎間盤受損。此外，若在睡眠期間長時間抬腿，髖關節和膝蓋會彎曲，腳踝也會向腳底彎曲，進而使連接腰和腿部的髂腰肌、大腿後側的大腿後肌、小腿肚的腓腸肌和比目魚肌持續收縮。以上會加劇腰部的疼痛，使膝蓋向後傾斜、承受更大的壓力，還可能引發腳底疼痛。

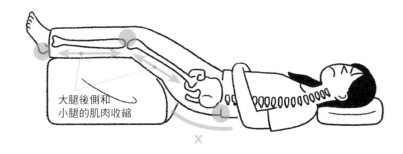

大腿後側和
小腿的肌肉收縮

仰望天花板平躺時，在腰部下方墊枕頭，是修復椎間盤的損傷的最佳姿勢。當身體以正確姿勢躺下時，在位置最高的第三或第四腰椎部位放上護腰枕，有助於保持正常的腰椎前彎曲線。

但如果護腰枕太低、太高或太硬，可能會讓腰更痛。最好從較低、較柔軟材質的枕頭開始嘗試，在不會疼痛的範圍內逐漸增加高度，找出最適合自己的高度。

如果沒有柔軟的靠墊能使用，可以折疊毛巾來替代。但因為毛巾仍然偏硬，如果使用時感到不適就應停止使用。應避免使用木頭、塑膠等堅硬材質的枕頭。

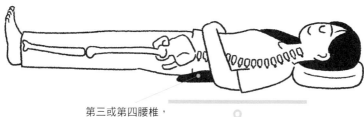

第三或第四腰椎，
即褲腰帶的位置。

#47

仰睡

疼痛部位 × **脊椎（頸、背、腰）、肩膀、手肘、手腕、骨盆·髖關節、膝蓋、腳踝**

BAD 如果以高舉雙臂的「萬歲」姿勢就寢，肩膀也會跟著手臂一起抬高，使頸部和肩膀之間的肌肉過度緊縮，導致不適，還可能引發肩夾擠症候群。

手肘和手腕過度彎曲，並且放在後腦杓下方睡覺的姿勢，也會對上半身的關節造成負擔。

頸部和腰部向兩側轉動或彎曲的姿勢，也會對椎間盤造成傷害。而過度扭轉膝蓋和腳踝的姿勢，會導致下半身肌肉收縮和錯位，進而引發疼痛。

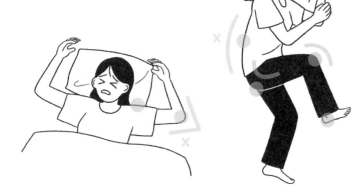

GOOD 在床上仰躺看著天花板，使後腦杓和頸、背、腰呈一直線。從側面看，頸部和腰部的 C 型曲線應該要保持得很好。如果姿勢不夠標準的話，就在頸部和腰部各加一個枕頭來支撐脊椎。

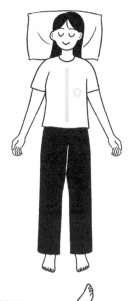

身體和手臂之間、身體與腹股溝之間的間隔，應為45度左右，讓雙臂與雙腳都能舒適地伸展。

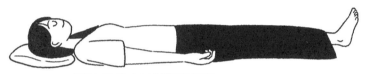

○ 掌心朝向天花板，
肩膀不要縮起來。

更多提醒

① 不要趴著睡覺

趴睡時，如果脊椎要保持一直線，口鼻會被枕頭悶住而無法呼吸，只能把頭轉向一側。長時間維持這個姿勢會令頸椎間盤受損，並使頸部和肩膀的肌肉僵硬緊繃，引起疼痛。

此外，趴睡也會對頭部和頸部施加壓力，使眼壓升高，增加罹患青光眼的風險，進而損害視神經。如果把臉貼在枕頭上趴睡，枕頭上難免會有因汗液或頭皮屑而滋生的細菌，還會引發青春痘等皮膚疾病。

② 抱著枕頭睡覺

如果平日有趴睡習慣，仰躺時可能會難以入睡。可以試著把書塞進枕頭裡增加重量，接著把枕頭抱在胸前睡覺，等心情安定下來，會較容易入睡。

#48

側睡

疼痛部位 × 脊椎（頸、背、腰）、肩膀、手肘、手腕、
骨盆・髖關節、膝蓋、腳踝

 側睡容易使脊椎扭曲，身體下方的手臂血管和神經可能會因為壓迫，導致手臂發麻或失去知覺、肩膀疼痛等問題。

特別是彎曲頸、背、腰、手臂和腿部蜷縮著睡覺的姿勢，對脊椎、手臂和腿部關節健康都有害。

如果只轉動上半身或下半身側睡，會造成腰部扭曲，造成腰椎間盤損傷。如果手臂抬得比肩膀高，會引發肩夾擠症候群。而把手臂墊在枕頭或頭部下方，則會造成頸部和手臂關節的疼痛。

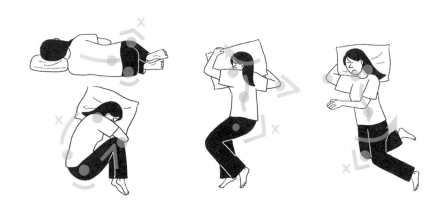

側睡時可以枕著適合自己高度的枕頭，必要時也可在腰部下方墊護腰枕，使頭、背、腰部呈一直線。

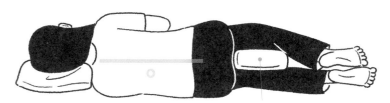

在雙腿之間夾一顆抱枕或枕頭，也能有效防止腰部扭曲。

更多提醒

這種時候，側睡比較好！

① 打呼和睡眠呼吸中止症

平躺睡覺時舌頭會往下沉，使氣管變得狹窄，加重症狀。側躺時氣管則會變寬，有助於緩解症狀。

② 胃食道逆流

為了讓食道向下，最好朝左側睡。因為胃位於食道的左側，如果向左側躺，胃酸會流向胃凹下的部位，可減少透過食道逆流的機會。

③ 耳石脫落症

所謂耳石脫落症，是負責身體平衡的耳石，掉入與身體轉動有關的半規管中的疾病。側睡時，將曾患有耳石脫落症的耳朵朝向天花板，半規管就會位於耳石器官的上方，可降低耳石再度掉進半規管的風險。

49

翻身

疼痛部位 × 脊椎（頸、背、腰）、骨盆

BAD 如果頸部先單獨轉動或轉得比身體還慢，會造成頸椎間盤的損傷。

如果下半身先翻轉、上半身才跟著轉；或是上半身先轉、下半身跟著轉，都會導致腰椎扭曲，引起腰椎間盤損傷。若張開雙腿單獨翻轉，會讓骨盆擴張，引發疼痛。

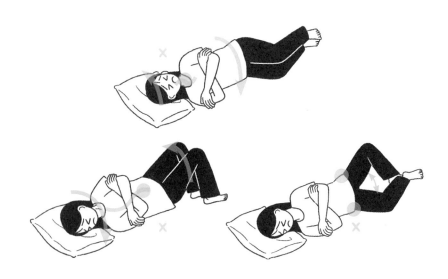

建議經常練習以下姿勢，讓身體熟悉這些動作，睡覺時便能自然地採用這個姿勢。

① 兩側膝蓋微彎，膝蓋併攏後曲起雙腿。雙臂環抱胸前，雙手各自輕輕握住另一側的手臂。

② 兩側膝蓋併攏靠緊，腹部用力收縮以穩住上、下半身，同時將頭部、身體和雙腿轉向同一側。

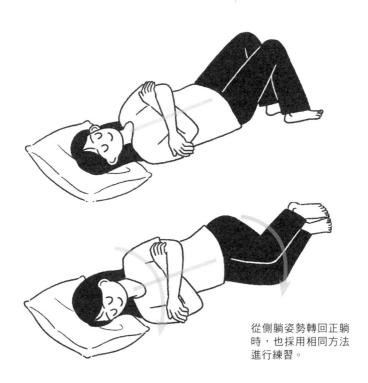

從側躺姿勢轉回正躺時，也採用相同方法進行練習。

Part 2

慣性的姿勢陷阱

我們平日除了忙碌工作，回到家裡和假日時，其實也是忙個不停。例如，做飯、打掃、洗衣服等家事，永遠都做不完。有小孩的家庭，更是忙得不可開交。如果有養寵物或植物的話，事情就又更多了。

忙於家事的過程中，如果沒有了解並養成正確的姿勢，我們就會在無意間採用不良的慣性姿勢。習慣真的很可怕。這些壞習慣會傷害我們的身體，並且引發疼痛。就讓我們來看看，如同我們生活寫照的泛泛小姐，有哪些不良的姿勢吧！

chapter 6
做家事時，因為這麼做而不舒服
—— 從買菜到料理、打掃、洗衣服

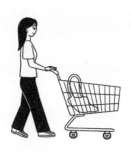

週末泛泛小姐去了趟久違的超市買菜。她斜倚在購物車上挑著東西，不知不覺中就把購物車裝滿了。每個收銀台都大排長龍，她推著購物車往比較少人的隊伍移動，這時腰和膝蓋突然一陣痠痛，不由得嚇了一跳。站著稍微休息一會，感覺好像好多了。結帳時只買了一個購物袋，雖然東西有點多，但還是全都勉強塞進袋子，提起東西的瞬間，身體向一邊傾斜。百般折騰好不容易回到家裡，腰還是出了點問題。

　　採買花了好大力氣，這下肚子餓了。一心想著就簡單煮個泡麵來吃，還有積了一週的家事要做，所以想找個有手柄的湯鍋，但到處都沒看到。「啊，放在上面的櫃子裡了！」說完就把手往頭上一伸拿出鍋子，肩膀卻開始疼痛。因為房子比較老舊，流理台的位置有點低，洗碗時腰又開始不舒服了。趕緊收拾完畢在沙發上坐著休息，但看到才剛買不久的地毯上滴了幾滴明顯的泡麵湯汁，便抓起抹布蹲著擦了又擦，雙手扶著腰就猛地站起。洗抹布時，剛才拿鍋子時隱隱作痛的肩膀和手腕的老毛病，又開始痛了起來。

　　在網路上訂購的花盆比想像中還大，才剛拿出來腰就扭到了，但看到綠意盎然的植物，心情好到都忘了痠痛。一起買的噴水器也偏大，所以有點貪心地把水裝滿，而在澆花的過程中，又再次扭傷了腰和手腕。

#50

推賣場推車

疼痛部位 × 脊椎（頸、背、腰）、肩膀、手肘、手腕

BAD 彎腰駝背、將雙手手臂或上半身靠在扶手上推著沉重的購物推車，對健康很不利。彎腰駝背的姿勢會導致腰椎間盤損傷，因為肩膀和手肘的關節不僅要承受手推車和物品的重量，連帶上半身的重量也會施加其上，因此會對上半身的關節帶來沉重的負擔。

此外，單肩背著包包，一邊推著購物車，脊椎很容易向其中一側傾斜，引起肩膀疼痛。

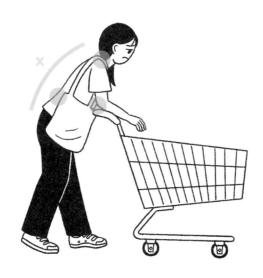

頸部到腰背維持一直線，手肘微彎，雙臂貼在身體兩側。前臂和手掌保持一直線，抓住購物車把手。

維持「永久束腹帶」的姿勢（見第130頁），核心收縮，不要彎腰，用手臂和腿部的力量來推動購物車。

如果購物車比身高來得低，一樣維持腰背挺直，以「髖關節鉸鏈」的姿勢，稍微曲髖來推購物車。

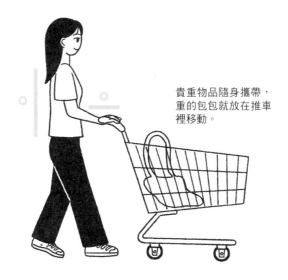

貴重物品隨身攜帶，重的包包就放在推車裡移動。

更多提醒

① 購物時使用購物車，而非購物籃

購物籃裝東西後必須用單手提或掛在手臂上，可能會導致該側肩膀疼痛，並破壞脊椎的平衡。如果要買的東西很重或有一定重量，最好使用購物車。

② 使用自己的購物車

在市場或小型商店等沒有提供購物車的場所購物時，最好自備購物車。不要用拖行的方式，以正確的姿勢推行，可以減輕腰部的負擔。

51

改變推車的方向

疼痛部位 × 脊椎（頸、背、腰）、骨盆·髖關節、膝蓋、腳踝·腳·腳趾

BAD 想改變推車方向時，如果扭轉頸部和腰部，可能會造成椎間盤損傷。尤其是推車內已經裝有物品，身體只能跟著推車的行進方向旋轉，要調整推車的角度和方向並不容易，頸部和腰部會因此扭轉，導致椎間盤受損。

腿部的扭轉則可能會造成髖部、膝蓋、腳踝等下肢關節的負擔。在扭轉膝蓋的同時施力的話，會讓膝蓋周圍的韌帶受損，使支撐關節的力量減弱，可能會接連導致軟骨和軟骨板的損傷，增加引發膝蓋關節炎的風險。

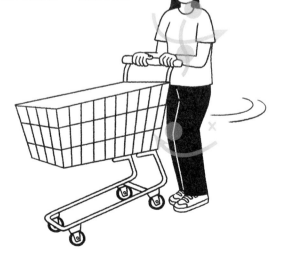

① 要改變推車方向時，用反方向那一側的手將推車推往前進方向，然後放手，接著將同側的腳轉向往欲前進方向。這時因為推車的重量減輕了，所以可以輕鬆地將推車轉向。

② 接著，另一腳也跟著迴轉的方向前進，就能在不扭轉身體的狀態下改變推車方向。

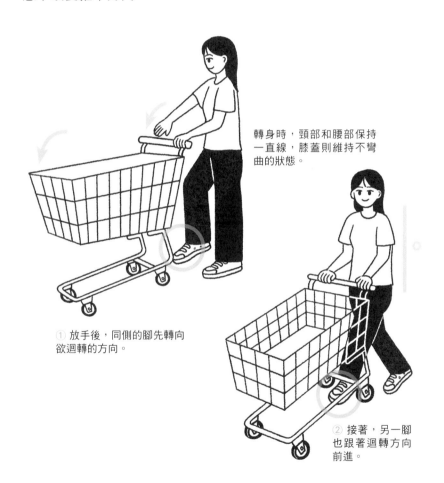

轉身時，頸部和腰部保持一直線，膝蓋則維持不彎曲的狀態。

① 放手後，同側的腳先轉向欲迴轉的方向。

② 接著，另一腳也跟著迴轉方向前進。

52

提起沉重的袋子
（提菜籃、丟垃圾袋）

疼痛部位 × 脊椎（頸、背、腰）、肩膀、手肘、手腕·手指

BAD　彎下腰來、只用單手提起沉重的袋子（購物籃或垃圾袋），這麼做是不行的。因為脊椎彎曲後，受到單側施力而扭曲，會導致椎間盤受損。只用單手支撐袋子的重量，會增加手臂關節的負擔；此外，為了不讓袋子掉落，手腕會扭曲、並用手指緊緊抓住，又會讓手肘、手腕、手指出現肌腱炎和關節炎。

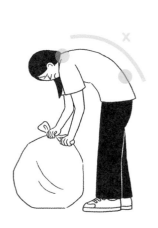
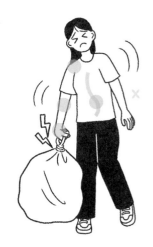

GOOD 沉重的袋子要分裝成兩個，讓兩側的重量平均。

首先站在兩個袋子中間。頸部和腰部保持一直線，利用「髖關節鉸鏈」彎曲髖關節和膝蓋，保持手腕伸直，手指輕輕握住袋子的提帶。接著挺直腰背，腹部施力，將髖關節和膝蓋伸直，伸展雙臂，盡量使袋子靠近身體，注意身體不要向其中一側傾斜，然後移動袋子。

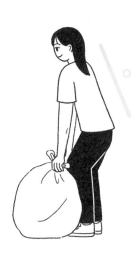

袋子最好要有提把。沒有的話，可以自行綁上繩子或剪洞。

更多提醒

① 如果腰背疼痛嚴重，就用手推車或有輪子的購物籃

即使是以正確的姿勢舉起物品，也會對腰椎間盤造成負擔。因此若疼痛症狀嚴重，最好盡量避免，而是使用有輪子的工具來搬運物品。

② 回收紙箱時，要夾在腋下搬運

回收紙箱時，先將紙箱摺疊起來，將小紙箱塞在大紙箱裡以減少體積，接著夾在腋下，將手臂貼緊身體來搬運。

#53

站在廚房做事
（料理、洗碗等）

疼痛部位 × 脊椎（頸、背、腰）、肩膀、手肘、手腕、
骨盆‧髖關節、膝蓋、腳腕

BAD 如果在比身體低的桌面或流理台做事，或者長時間在廚房工作，即使一開始能保持正確姿勢，到後來姿勢通常都會跑掉，例如：頸部和腰部彎曲、駝背、站成三七步，或是身體扭轉、站姿歪斜等。

這麼一來不僅會造成頸部和腰部的疼痛，還會導致肩膀僵硬，而且在需要出力拿起沉重的鍋子或處理食材時，則會難以正常施力。

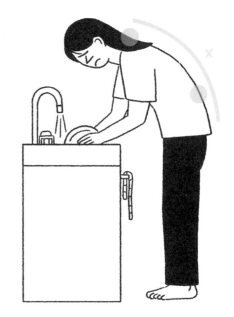

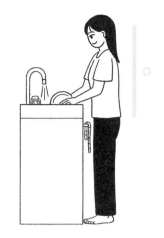

GOOD 最好使用適合自己身高的流理台和水槽。站在流理台前，台面應該比手臂低5～10cm。此時，雙腳站在地板上，雙腿稍微張開，讓頸部和腰背保持一直線，胸部和肩膀則輕鬆地伸展開來，請用這樣的姿勢下廚。

如果台面比適合自己的身高高太多，就要將身體墊高到適當高度。如果台面太低，就在維持腰椎前彎的狀態下，不讓膝蓋太過前凸，以髖關節鉸鏈姿勢輕輕地彎曲髖關節和膝蓋。（見第129頁「30.壓低身體工作」）

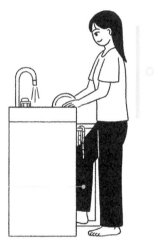

長時間做事時，可以將流理台的櫃門打開，輪流把腳跨在櫃板上，較容易維持伸展頸部和腰背的姿勢。

更多提醒

① 如何讓雙腳舒服地站在地板上？

需要長時間站立時，最好鋪上軟質的踏腳墊。

② 過年過節，也不要蹲在地上打掃

如果需要長時間忙碌，最好將工具放在符合自己坐下高度的桌子上，坐在椅子上或站著做事。

③ 減少工作量

如果腰部疼痛嚴重，最好減少工作量，或是請家人幫忙。

54

切菜

疼痛部位 × **脊椎(頸、背、腰)、肩膀、手肘、手腕·手指**

BAD 切菜時,頭部切勿彎得過低、頸部向前伸或側彎。此外,集中注意力時容易形成彎腰狀態,可能會導致椎間盤損傷。

以肩膀施力,上下抬起手臂的切菜方式,可能會引發肩夾擠症候群,使頸部和肩膀周圍的肌肉持續緊繃,造成不適。此外,當刀子切到砧板時,反作用力會原封不動地回傳到手臂上,對手臂關節造成負擔。

如果雙臂離身體較遠,切菜的動作會變得不穩定,整隻手臂很容易晃動,增加肩膀和手肘的負擔,手腕也會彎折或緊握刀柄,增加手腕和手部關節受損的風險。

如果用上下壓切的方式切菜,會造成上肢關節疼痛。

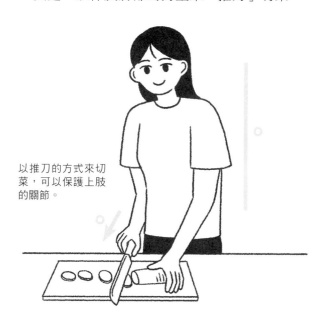

GOOD 切菜時要挺直頸部和腰部，雙肩保持放鬆。
手肘應貼近身體，前臂和手掌呈一直線，手腕角度固定，以伸展肘部的力量來「推刀」切菜。

以推刀的方式來切菜，可以保護上肢的關節。

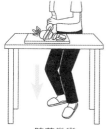

膝蓋微彎

更多提醒

① 切較硬的食材

處理白蘿蔔或南瓜等堅硬食材，不要讓握刀的手腕彎曲，以另一手協助固定。施力時稍微曲膝，借用體重來切菜。為了減輕關節負擔，應選擇好握的刀。

② 切菜時，將食材沿對角線方向擺放

若將食材以與身體平行的方向放在砧板上，切到約砧板的中央部分，手腕會開始彎曲，不太理想。如果是右撇子，就沿著砧板右上到左下的對角線擺放食材；左撇子則沿著砧板左上到右下的對角線方向擺放食材。

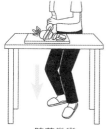

膝蓋微彎

55

炒菜翻鍋

疼痛部位 × 脊椎（頸、背、腰）、肩膀、手肘、手腕・手指

BAD　炒菜時，如果以手背朝天花板的姿勢握住鍋柄，手腕必須彎曲，容易造成疼痛。而且以這種姿勢舉起炒菜鍋的話，手腕關節就必須不斷地彎曲和伸展，來防止炒菜鍋晃動。

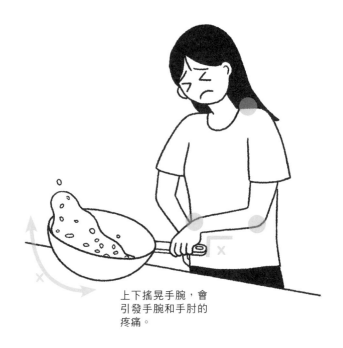

上下搖晃手腕，會引發手腕和手肘的疼痛。

① 輕輕握住炒菜鍋。握著鍋柄時，大拇指或手掌心要朝向天花板的方向，手和前臂要保持一直線，以防止手腕彎折。

② 手腕保持固定，將手臂靠近身體，翻炒時不要舉起炒菜鍋，而是利用肩膀關節以對角線推拉來翻炒食材。若是固定式爐子，可將炒菜鍋靠在爐架上來回推拉，減輕肩膀負擔。

③ 攪拌食材時，也要固定手腕，改以肩膀施力，將炒菜鍋前後方向晃動。

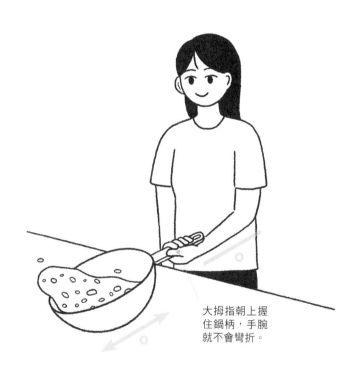

大拇指朝上握住鍋柄，手腕就不會彎折。

#56

從櫥櫃取放物品

疼痛部位 × 肩膀

BAD 如果經常在高於肩膀的櫥櫃拿取物品,可能會引發肩夾擠症候群,嚴重時可能會造成旋轉肌腱斷裂。

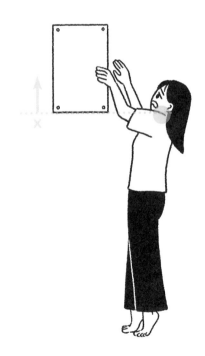

GOOD 使用穩定的踏腳墊將身體墊高，讓手伸進櫥櫃時的手臂高度比肩膀低，維持這樣的高度做事。而將碗或鍋子等物品放回、拿下櫥櫃時，要維持腰背挺直，以彎曲、伸展髖關節的方式（髖關節鉸鏈）來改變高度。

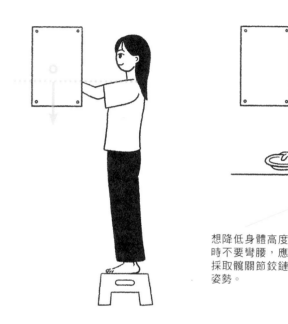

想降低身體高度時不要彎腰，應採取髖關節鉸鏈姿勢。

更多提醒

① 經常使用的物品要放在水槽旁或第一個抽屜裡

經常使用的物品，就直接放在水槽旁或第一個抽屜裡，這些位置比肩膀高度稍低，可預防腰部和肩膀的疼痛。

② 打開瓶蓋時，請握住瓶罐下方

打開瓶蓋，將手肘貼近身體借用身體的力量來支撐，一手握住瓶蓋的底部而非上方來轉動，可減少手肘和手腕的負擔。

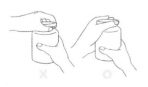

57

使用吸塵器和拖把

疼痛部位 × **脊椎（頸、背、腰）、肩膀、手肘、手腕**

BAD 使用吸塵器或拖把時，若過度專注於打掃地板，頭部和腰部會不自覺地彎曲，進而導致椎間盤受損。

尤其是握桿長度太短的話，上半身會彎曲得更厲害，不利於腰部和頸部關節健康。

如果只靠臂力推動吸塵器（或拖把），會導致手腕扭曲或必須以手指緊緊握住握桿，增加對手肘和肩膀的負擔，進而引發疼痛。

此外，手臂若伸得太長，除了增加肩膀負擔，腰部也會跟著彎曲，要多加注意。

如果用扭腰的方式朝不同的方向打掃，會對腰部造成負擔。

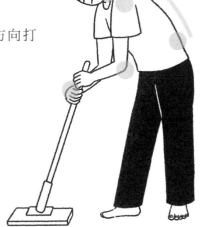

想要不彎腰又能進行大範圍清掃，應使用握桿長度夠長的清潔工具。保持頸部和腰背挺直，以髖關節鉸鏈姿勢稍微彎曲髖關節和膝蓋，以下半身施力來進行打掃。改變方向時，要先確認打掃的方向，保持頸部和腰部呈一直線，然後用雙腳改變方向。

要降低身體高度時，挺直背部，單手扶著牆壁或沙發來支撐身體，以髖關節鉸鏈姿勢彎曲髖關節和膝蓋。

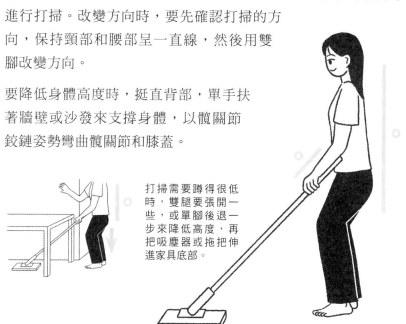

打掃需要蹲得很低時，雙腿要張開一些，或單腳後退一步來降低高度，再把吸塵器或拖把伸進家具底部。

更多提醒

① 拖把要買哪種款式？

握桿部分較粗，材質堅硬的較佳，打掃推拉拖把時握桿才不會彎曲，也不需要費力抓住握桿或彎折手腕。

② 吸塵器哪種款式較優？

最好選擇能調整吸塵管長度的無線吸塵器。因為不必受限於與吸塵軟管相連的主機而轉動身體，或是為了移動主機而彎腰。

③ 如何輕鬆掃地？

手腕要固定成一字型，利用肩膀並運用整個手臂的力量來掃地。掃地時，身體盡可能靠近要打掃的地方，才能避免彎腰或過度伸展手臂。

#58

使用抹布

疼痛部位 × 脊椎（頸、背、腰）、肩膀、手肘、手腕·手指、
骨盆·髖關節、膝蓋、腳踝

BAD 使用抹布擦地時，大部分的人都會彎腰曲膝蹲下來
擦，然而這種姿勢會增加腰椎間盤損傷以及骨盆、
膝蓋、踝關節受損的風險。這時如果只用手肘和手
部的力量擦地板，還會導致手肘、手腕、手指的疼痛。

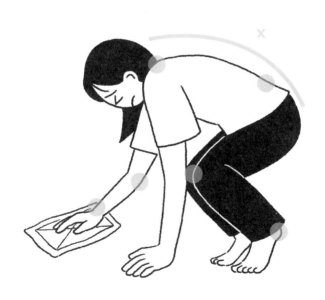

蹲著擦地板很傷膝蓋和腰，所以要盡量避免。如果不得不用手擦地，建議跪在地上，挺直腰背來擦。

可利用手臂和背部來施力，以畫圓或垂直方向擦地會比較省力。

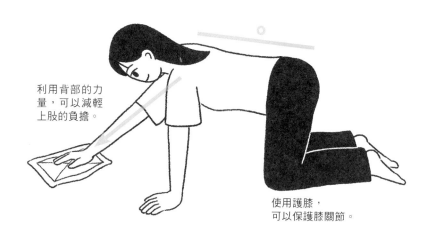

利用背部的力量，可以減輕上肢的負擔。

使用護膝，可以保護膝關節。

更多提醒

擰抹布時要垂直著擰

擰抹布時應該將手肘貼近身體，以垂直方向來擰，而非橫向擰。採用這個方法時，身體可以撐著手肘以提高穩定性。手肘和手腕關節不會過度扭轉，因此不會對關節和肌肉造成負擔。

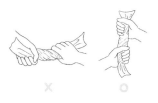

使用洗衣機

疼痛部位 × 脊椎（頸、背、腰）

BAD 將衣物放入洗衣機或從洗衣機取出時，若彎著脖子和腰，會造成椎間盤受損。

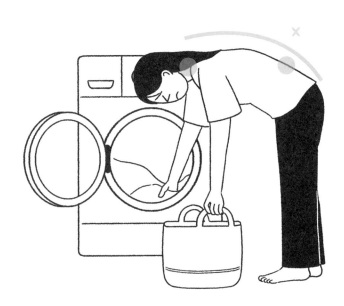

GOOD 在洗衣機前方將衣物放入或取出時，請見第131頁「30. 壓低身體工作」說明，核心維持「永久束腹帶」狀態，一腳向後跨一步單膝著地，彎曲髖關節，以「髖關節鉸鏈」姿勢蹲下。

此外，也可以一手扶著洗衣機，核心維持永久束腹帶狀態，一腳向後抬、彎曲髖關節，以上半身前傾的姿勢取放衣物。

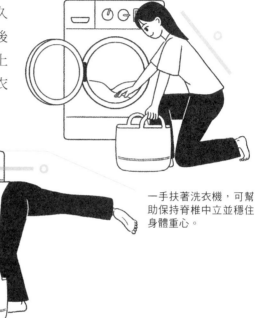

一手扶著洗衣機，可幫助保持脊椎中立並穩住身體重心。

更多提醒

① 洗衣機怎麼選？

上開式的直立式洗衣機，無論怎麼改變姿勢，不彎腰便無法將衣物取出，因此更推薦前開式的機種。如果腰部已經在痛，家裡也是上開式洗衣機，取出洗好的衣物時可以使用長夾輔助。

② 勤洗衣服

累積太多要洗的衣物，為了放入和取出大量衣物，需要花費較長時間，增加關節的負擔，所以最好少量多次勤洗衣服。

60

手洗衣物

疼痛部位 × 脊椎（頸、背、腰）、肩膀、手肘、手腕·手指、
骨盆·髖關節、膝蓋，腳踝·腳

BAD 蹲著手洗衣物需要彎曲頸、腰和膝蓋，會增加椎間
盤受損和膝蓋退化性關節炎的風險。蜷縮的姿勢更
會讓肩膀向前擠，使肩膀彎曲。雙手抓著衣物用力
揉搓的動作，則會對肩膀、手肘、手腕、手指關節帶來負擔。

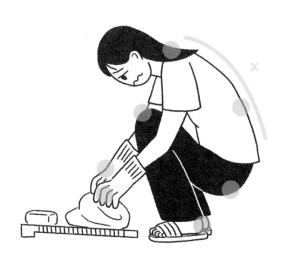

GOOD 盡量使用洗衣機來清洗衣物，輕薄的衣物最好在洗臉台上站著搓洗。

不得不坐著洗衣服時，不要用蹲的，至少要坐在矮凳上洗。此時要保持頸部和腰部挺直，讓膝蓋伸直或稍微彎曲，挺胸、肩膀自然地放鬆，以雙臂盡量貼近身體的姿勢洗衣。

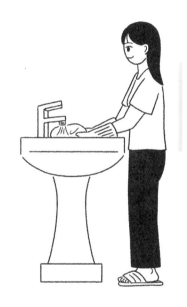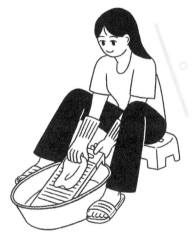

注意！不要過度彎曲手腕，或以手指用力搓揉。

更多提醒

使用洗衣板幫忙

如果用雙手抓著衣物搓洗，手腕會彎曲，也會對手指關節造成很大的負擔，所以最好使用洗衣板。但如果將洗衣板放在地上，就必須彎腰，所以要放在洗臉台上調整到適合的高度，或是換成可以拿在手上搓洗的產品。

61

晾衣服

疼痛部位 × **脊椎（頸、背、腰）、肩膀**

BAD 曬衣架的高度如果高於肩膀，晾衣服時會對肩膀造成負擔。而且當我們反覆拿衣服和往上掛時，就得一直重複低頭和伸長脖子的動作，頸椎間盤也會因此受損。

此外，如果將洗衣籃放在地上，就必須反覆彎腰拾起衣物，可能會在不經意間使腰椎間盤受傷。

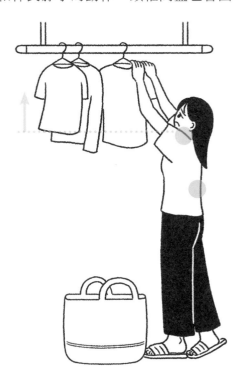

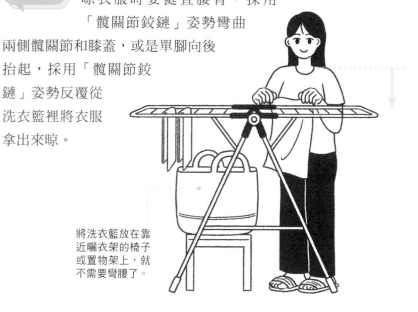

GOOD 晾衣架的高度應該調整到略低於肩膀的胸前位置。晾衣服時要挺直腰背，採用「髖關節鉸鏈」姿勢彎曲兩側髖關節和膝蓋，或是單腳向後抬起，採用「髖關節鉸鏈」姿勢反覆從洗衣籃裡將衣服拿出來晾。

將洗衣籃放在靠近曬衣架的椅子或置物架上，就不需要彎腰了。

更多提醒

① 整理衣櫃

整理衣櫃時，同樣有可以預防肩膀、頸部和手臂疼痛的方法，像是降低掛衣桿高度、使用夾子取放衣櫃深處的衣物，或踩在腳踏墊上掛取衣物。

② 使用抽屜櫃子

經常穿的衣服要放在不必彎腰就能拿到的位置。從下層抽屜裡拿取或放入衣物時，要採取挺直腰背、彎曲髖關節和膝蓋的姿勢。

③ 摺衣服

不要蹲在地上摺衣服。最好放在餐桌或矮桌上，以正確的姿勢坐著或站著摺。

④ 熨燙衣服

應避免將衣服放在地上坐著，要站著或坐在椅子上熨燙。

62

照顧植物

疼痛部位 × 脊椎（頸、背、腰）、肩膀、手肘、手腕、
骨盆・髖關節、膝蓋、腳踝・腳・腳趾

BAD 為植物修剪枝葉或換盆時，因為大部分植物莖的高度低於人的身高，因此只能低頭、彎腰或曲膝蹲坐。這些姿勢會導致頸部和腰部的椎間盤疾病，並且對膝蓋和踝關節造成傷害。

有時人們也會在地上長時間盤腿坐，
這種坐姿很容易使下背部彎曲，腰背
疼痛的人應該避免。

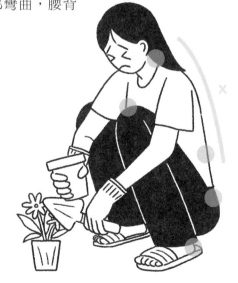

偶爾需要照顧植物的時候，可使用「30. 壓低身體工作」（第130頁）中學到的「髖關節鉸鏈」，壓低身體後照顧植物。

需要長時間照顧植物時，最好將植物放在符合自己身高的工作台上，以正確的姿勢站立，或者以正確的姿勢坐在椅子上。（見第101頁「21. 坐在椅子上工作」、第105頁「22. 工作台的高度」）

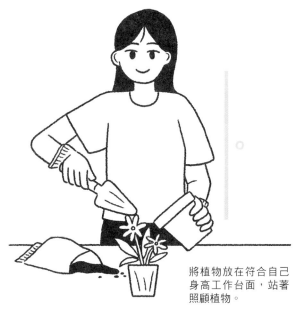

將植物放在符合自己身高工作台面，站著照顧植物。

更多提醒

需要高舉雙臂照顧植物時，請用梯子幫忙

如果將雙臂舉到頭上長時間工作，像是嫁接或摘取樹上的水果等，會引發肩夾擠症候群，嚴重時可能會導致旋轉肌腱斷裂。在進行這樣的工作時，應使用穩固的梯子或腳踏板提高身體高度，使手臂的高度低於肩膀。

#63

移動花盆

疼痛部位 × 脊椎（頸、背、腰）、肩膀、手肘、手腕、
骨盆·髖關節、膝蓋、腳踝·腳·腳趾

BAD　　照顧植物時，花盆底座的水有時會溢出來，這時就得把花盆搬出來，或將花盆移到陽光充足的位置。

如果勉強彎腰抬起又大又重的花盆，脊椎會在瞬間承受極大的壓力，增加椎間盤受損的風險。

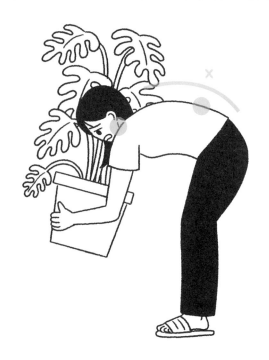

如果是小花盆，便將雙腿張開，將花盆放在雙腿之間，保持腰部挺直，彎曲髖關節和膝關節，將花盆盡可能靠近身體再站起來。此時，雙臂盡量貼在肋骨上，以身體支撐花盆的重量。（見第143～145頁「35. 抱起與放下重物」）

如果在搬運時需要改變方向，頸部和腰背要保持一直線，利用雙腳改變方向。（見第147頁「36. 抱著物品轉身」）

如果花盆很沉重，就用推車來搬運，而需要經常更換位置的花盆，就放在附輪子的底座上，挺直腰背推著它移動。

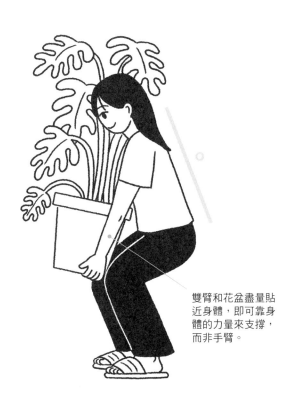

雙臂和花盆盡量貼近身體，即可靠身體的力量來支撐，而非手臂。

#64

澆水

疼痛部位 × **脊椎（頸、背、腰）、肩膀、手肘、手腕、骨盆·髖關節、膝蓋、腳踝·腳·腳趾**

BAD 站著手持灑水壺給植物澆水時，因為要觀察植物，頸部、腰部自然容易彎曲，或讓身體產生扭曲。這個姿勢容易引起椎間盤受損。蹲下為小盆植物澆水的姿勢也很傷膝蓋。

而在灑水壺裡裝滿水，用單手拿著澆水時，因為重量的緣故，會對上半身從肩膀到手指等處的關節造成負擔，手腕也容易彎折。

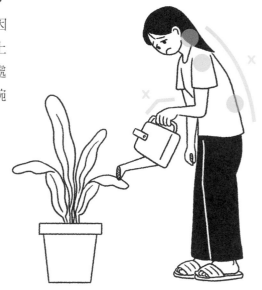

一手握住灑水壺把手,另一手托住底部,將上半身承受的重量分散到兩側。在確認花盆位置後,將握住灑水壺把手的手朝向花盆正面,身體稍微傾斜,站著澆水。澆水時腹部要施力,挺直頸部和腰背,手腕固定呈一直線,不要彎折。

需要降低高度澆水時,雙腳打開與肩同寬,挺直腰背,以彎曲髖關節和膝蓋的方式來降低身體高度。

如果要離地面更近一點,就將一腳往後跨一步,以單膝著地的姿勢澆水。

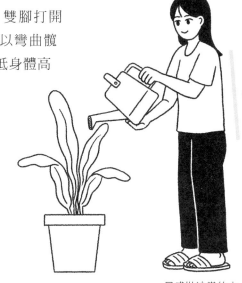

只盛裝適當的水量,雙臂盡可能貼近身體。

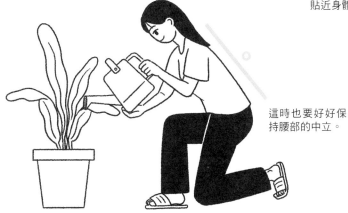

這時也要好好保持腰部的中立。

chapter 7

照護時，因為這麼做而不舒服

■

——從育兒到照顧寵物

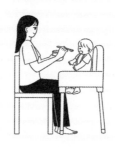

好不容易到了能好好休息的週末，姐姐突然出現在泛泛小姐面前，並且把外甥和寵物狗來福一起帶來，說公司有急事就匆匆地離開了。泛泛小姐只在一旁看過姐姐帶孩子，要自己一個人照顧，還是頭一次。

一開始，她把哭鬧的外甥抱起來坐到沙發上。「唉唷，我的腰！」本來腰就不太好的泛泛小姐，再加上外甥的體重，讓腰痛得更厲害了。這時愛吃醋的來福也吵著要抱抱，叫個不停，就在忙得不可開交的時候，她突然聞到一股味道。好不容易坐下，又得幫小孩換尿布了！她把外甥放在地上，才用手抬起哭鬧外甥的腿，泛泛小姐的腰和肩膀突然傳來一陣刺痛。重新把孩子抱到沙發上坐下，餵他喝泡好的牛奶時，手臂、腰和脖子都痛到不行。到了晚上十點，姐姐卻只接了外甥回去，託泛泛小姐多照顧小狗一天。

隔天，在帶小狗散步的路上出現了鴿子，來福猛地跳起，泛泛小姐被牽繩往前猛拉，應聲摔倒，結果閃到了腰。伴隨著腰痛，她從右腿到腳尖也感到一陣觸電般的疼痛，連走路都很痛苦，於是趕緊把朋友叫過來幫忙。

泛泛小姐的這個週末，實在很漫長。

#65

抱起與放下小孩

疼痛部位 × 脊椎（頸、背、腰）、肩膀、手肘、手腕、
骨盆‧髖關節、膝蓋、腳踝‧腳‧腳趾

BAD 抱起孩子時，若雙腿站直，只彎下腰和脖子，會增
加脊椎椎間盤的壓力。如果同時也彎著膝蓋，抱起
小孩時，膝蓋可能會因此受傷。

這時如果伸出手臂舉起小孩，當手臂離身體越遠，小孩的重量會
比實際上來得更重，就會更加費力。這麼一來，不僅是腰部，肩
膀、手肘、手腕等關節的負擔也會加重。

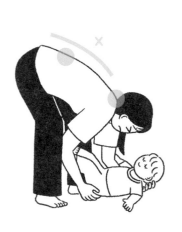
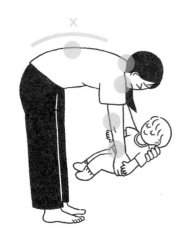

採用「髖關節鉸鏈」姿勢（第130頁）將小孩抱起，可保護腰背和關節的健康。

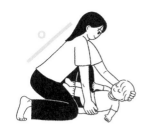

① 將小孩放在正前方平躺，保持自己的頸部和腰部挺直，彎曲兩側髖關節和膝蓋，或將一腳向後以單膝著地，用雙手抱住小孩拉近胸前，盡量貼近自己的身體。

小孩站著時，用相同方法將身體降至與小孩同高，讓小孩靠近胸前。這時若將雙臂盡量貼近身體提供支撐，就不會太費力。

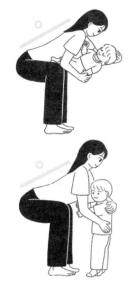

② 在保持腰背挺直的狀態下，腹部施力，將髖關節和膝蓋伸長後站起。

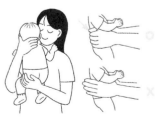

更多提醒

① 抱著無法自行支撐頭部的嬰兒時，手該怎麼放？

新生兒的頭部是整個身體最重的部分，因此要用一手好好支撐嬰兒的頭部和頸部，另一手則托住嬰兒的臀部。

② 抱著可以自行支撐頸部的小孩時，手該怎麼放？

五指併攏一起放進小孩腋下。若只有大拇指朝上，會卡到小孩的肩膀，容易折彎拇指而使拇指方向的手腕韌帶或肌腱受傷，要特別注意。

#66

站著抱小孩

疼痛部位 × 脊椎（頸、背、腰）、骨盆·髖關節

BAD 　抱著小孩站立時，很多人會像懷孕後期的姿勢一樣，將骨盆前傾，挺出腰部和腹部，上半身後傾以便將小孩放在腹部。這個姿勢會對腰部造成很大的負擔。此時如果也彎曲手腕來支撐小孩，更會對手腕韌帶和關節造成壓力。

如果將小孩搭在一側骨盆上，或偏向一側抱住小孩，骨盆便會變形，脊椎會側傾或彎曲，可能會引發脊椎和骨盆變形和疼痛症狀，並壓迫經過骨盆前的神經，引起大腿麻木或感覺遲鈍等問題。

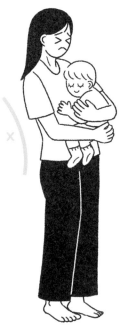

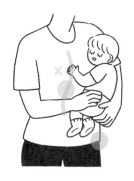

GOOD 把小孩抱到胸前的身體中央處，接著將小孩放在上臂和胸部之間，從前臂、手腕到手背保持一直線，手指微彎托住小孩。

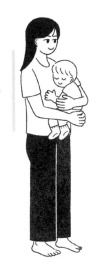

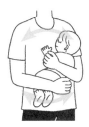

站著抱小孩時要將雙腳微張，使骨盆保持中立，挺胸站直。注意不要給腹部施壓，以防胃部突出。

孩子頭部的方向和母親的手臂位置，要輪流替換方向抱。

更多提醒

①不容易累的抱小孩祕訣：同時抱住孩子和自己的手臂

雙臂盡量緊貼身體，用支撐孩子臀部的手臂和手掌，護住小孩的頸部或身體的肘部(a)，或是放在手肘和上臂之間，用以支撐小孩和自己的手臂(b)。這樣可防止雙臂張得太開，減少雙臂靠近身體的施力，可減少肩膀、手肘和手腕的負擔。

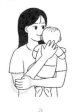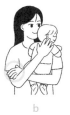

a   b

②嬰兒背帶和坐墊式背帶

嬰兒背帶可以包住小孩的整個身體，因此在小孩能自行支撐頸部和腰背前，可用來保持穩定。在抱孩子前，先把嬰兒背帶的腰帶繫在自己的骨盆上，再讓小孩坐下，調整背帶，使孩子能貼緊自己的胸部。若背帶太長，小孩移動時會跟著搖晃，所以每次使用時，都必須根據自己的身型進行調整。因為是用自己的骨盆和肩膀分散支撐小孩的重量，所以可使用相對較長的時間而不覺得累。

坐墊式背帶是穿戴在腰上，以腰部中央托著小孩，長時間使用的話腹部會無力，容易造成腹部挺出的姿勢，對腰部或骨盆造成負擔。此外，由於背帶並沒有固定住小孩的身體，小孩能自由活動，為了支撐，腰部負擔勢必更大，所以只適合短時間使用。

#67

背小孩

疼痛部位 × 脊椎（頸、背、腰）、骨盆·髖關節、
膝蓋、腳踝·腳·腳趾

BAD　背小孩時如果蹲在地上，會使腰部嚴重向前彎曲，
對腰部和膝蓋帶來負擔。

　　站著背小孩時，如果先把小孩抱到胸前，然後扭腰
將小孩向後轉，最後彎腰要背起來的姿勢，會扭轉撕裂腰椎間
盤，絕對要避免。

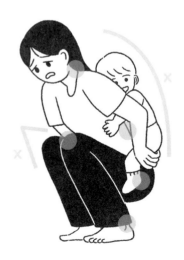
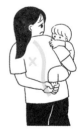
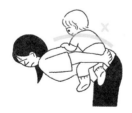

① 先把小孩放在沙發或床上，接著挺直腰背和頸部坐下，膝蓋不要過度彎曲。

② 腰背挺直，同時彎曲髖關節降低上半身，把小孩背起。為了減輕小孩體重對於肩膀、手肘、手腕、手指等上肢關節的負擔，可將雙臂盡量貼近身體，用大關節來支撐小孩，例如用手腕而非手指、用手肘而非手腕等等，讓關節都盡量貼近身體。

③ 腹部施力，保持腰背挺直，用臀部和大腿的力量將髖關節和膝蓋伸直，慢慢起身。

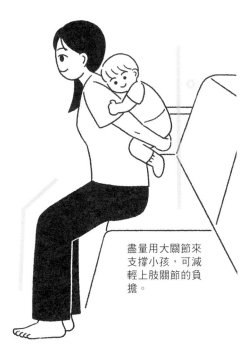

盡量用大關節來支撐小孩，可減輕上肢關節的負擔。

更多提醒

需要長時間抱小孩時，改用背的吧！

如果長時間抱著小孩，由於抱小孩的姿勢容易讓頸部和腰部向前彎曲，而且還得負荷小孩的體重，可能會使腰椎間盤受損。但如果是用背的話，會因為小孩的重量讓腰背挺直，頸部和肩膀也會跟著挺起來，有助於以正確的姿勢站立。所以需要長時間抱小孩時，最好用背的。

為減輕肩膀、手肘、手腕等上肢關節的負擔，可以使用嬰兒背帶、背巾等物品來輔助。但背著小孩站著時，腰背必須挺直呈一直線，並注意身體不要前傾或後仰。

#68

抱著小孩改變方向

疼痛部位 × 脊椎（頸、背、腰）、骨盆·髖關節、
膝蓋、腳踝·腳·腳趾

BAD 抱起小孩後想改變方向時，無論是站起來時轉動頸部和腰部，或者扭動雙腿，都可能造成脊椎椎間盤、髖關節以及膝蓋、踝關節的損傷。
抱著孩子或背著小孩走路要改變方向時，也一樣要留意。

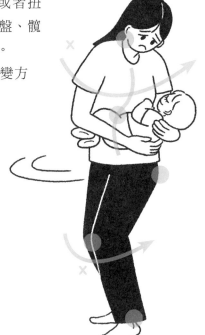

GOOD 首先，保持頸部和腰部呈一直線，將小孩貼近身體抱住，朝著想要前進的方向轉動同側的腳，踏出一步站穩後，再一起轉動身體和孩子。（見第147頁「36. 抱著物品轉身」）

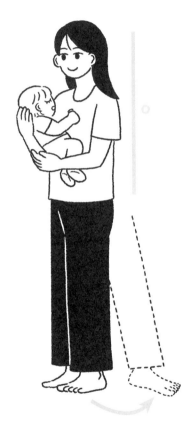

先轉動想移動方向同側的腳。

69

坐著哺乳

疼痛部位 × 脊椎(頸、背、腰)、肩膀、手肘、手腕、
骨盆・髖關節、膝蓋、腳踝・腳・腳趾

BAD 哺乳一次需要20～30分鐘,隨小孩月齡增長而不同,最多每天要哺乳10～12次,非常辛苦。由於需要長時間維持相同的動作,不良的哺乳姿勢對媽媽們的關節來說,可能會造成無法挽回的健康問題。

哺乳時,坐在地上彎腰靠向小孩,為了看著小孩而低頭彎腰蹲在地板上,這就是會讓媽媽從頸部到腰背都受損的最差姿勢。此時無論是一腳伸直或曲起、另一腳曲膝立著的姿勢,都會使脊椎彎曲而無法正常站立,進而導致尾椎骨同時承受媽媽和小孩的體重,而引起尾椎骨和骨盆疼痛。

另一方面,盤腿坐的姿勢會對髖關節和膝關節造成負擔,導致發炎,因此最好避免。此外,長時間抱孩子並托著小孩頭部和臀部的姿勢,會使肩膀、手肘和手

腕緊繃，要多加注意。

坐在椅子上哺乳時，如果椅子不坐滿，而以背部支撐身體，或者讓臀部下滑般的半靠半坐、往小孩前傾著坐，都會使腰部彎曲，並對尾椎骨施加壓力。和坐在地上哺乳時一樣，這些姿勢都會引發腰部和骨盆的疼痛。此時為了將小孩抱到胸口，舉起一腳扭轉並放在另一側大腿上的姿勢，會對髖關節和膝蓋帶來負擔。

哺乳時椅子的高度也很重要。如果椅子太低，容易造成背部和腰部彎曲，增加椎間盤受損的風險。相反地，如果椅子太高，反而要踮腳才能抱住小孩，會導致腳踝、腳背、腳趾關節僵硬疼痛，需多加注意。

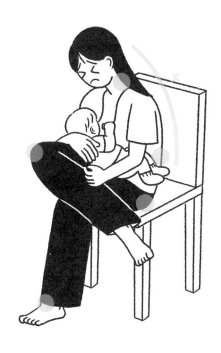

GOOD 如果要坐著哺乳，必須先挑選一張適合的椅子。首先，坐著時椅背必須能很好地支撐腰部。為了不讓臀部下陷、難以挺直腰背，椅墊不能太軟；以正確姿勢坐下時，椅子高度最好能讓雙腳腳掌平貼地面。如果椅背無法好好支撐腰部，可在腰部後方放護腰墊支撐；如果雙腳不能完全碰到地面，可在腳下方放置踏腳墊，使膝蓋與髖關節高度相同或略低。（見第101頁「21.坐在椅子上工作」）

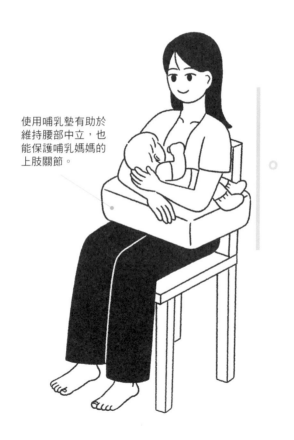

使用哺乳墊有助於維持腰部中立，也能保護哺乳媽媽的上肢關節。

挺胸、打開肩膀，將上半身往後靠，在手臂下方墊一個高度足夠的哺乳墊，可以讓媽媽們不必彎腰，就能讓乳頭剛好放在嬰兒的人中部位。然後媽媽們不要彎腰駝背，而是盡量將小孩抬高，讓小孩在哺乳墊上滑動靠向自己。使用哺乳墊，可減輕抱起小孩和支撐孩子所需的力量，進而減輕肩膀、手肘、手腕等上肢關節的負擔。

更多提醒

餵配方奶時也坐著吧！

和哺乳時一樣，挺直頸部和腰部坐在椅子上，身體靠著椅背。用哺乳墊將小孩的身體盡量抬高，並傾斜45度左右餵奶。

#70

餵小孩吃飯

疼痛部位 × 脊椎（頸、背、腰）、肩膀、手肘、手腕、
骨盆‧髖關節、膝蓋、腳踝‧腳‧腳趾

BAD 替坐在地板上的小孩餵食時，為了配合小孩的高度，無論是坐在地上或彎腰的姿勢，都會對腰部和膝蓋造成傷害。

而坐在餐桌上餵小孩時，如果讓小孩坐在自己的大腿上，為了看著孩子，就必須低頭駝背，可能會造成相關部位的損傷，同時也會對抱著小孩的同側肩膀、手肘、手腕關節帶來負擔。

此外，若和孩子並排坐在餐桌前，或者分別坐在桌角兩側的話，餵食時都必須扭轉頸部和腰部，對脊椎健康相當不利。

餵孩子的最佳姿勢，是採取和小孩面對面的方向，腰也不會因此扭轉。為了減輕腰部和膝蓋的負擔，

大人以正確姿勢坐在椅子上，讓小孩坐在兒童專用餐椅上調整到適當高度，大人餵食時就不必彎腰。

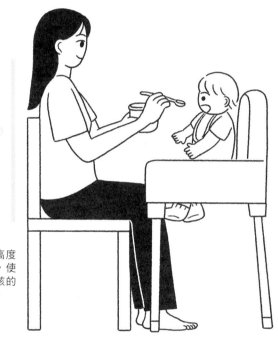

坐在適當高度的椅子上，使大人和小孩的高度相同。

更多提醒

讓小孩在桌子上玩耍，而不是在地上玩

看書或堆積木等需要長時間和小孩一起坐著玩時，比起蹲在地上或斜躺在床上，以正確的姿勢坐在餐桌或書桌旁，更有利於脊椎及關節的健康。

71

換尿布

疼痛部位 × 脊椎（頸、背、腰）、骨盆‧髖關節、
膝蓋、腳踝‧腳‧腳趾

BAD　每天必須為小孩更換好幾次尿布，這時都得彎腰低頭、盤腿坐或跪坐，會對脊椎椎間盤、髖關節、膝蓋及踝關節造成損傷。再加上如果伸長手臂，用一手舉起小孩的腿，只會加重對椎間盤的負擔。

即使是站在床邊或換尿布台旁邊換尿布，也應避免低頭彎腰的姿勢。

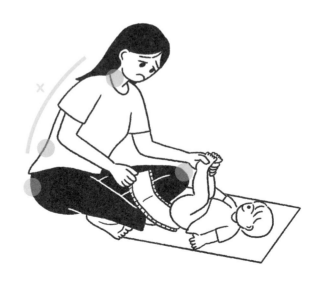

為了避免彎腰，應在抽屜櫃、書桌、餐桌等適當的高度設置尿布台，或是購買適當高度的換尿布台來使用。將膝蓋張開至與肩同寬，維持腰背挺直，用髖關節鉸鏈的姿勢彎曲髖關節和膝蓋，降低上半身。

換尿布搬動小孩，和「65. 抱起與放下小孩」（第217頁）相同，先讓小孩貼近身體後抱著孩子，保持腰背挺直，在臀部和大腿施力，將髖關節和膝關節伸直後，慢慢站起。

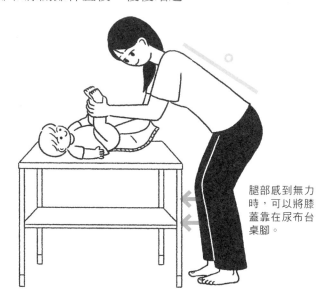

腿部感到無力時，可以將膝蓋靠在尿布台桌腳。

更多提醒

① 讓寶寶使用自己的床

小孩睡覺或躺著獨自玩耍時，最好使用嬰兒床。需要移動小孩時，比起從地面抱起，從床上抱起來對關節的負擔比較小。

② 多功能尿布台

幫小孩穿脫衣服，或者洗澡後用毛巾擦乾身體以及塗抹乳液時等，都可以盡量使用尿布台，保護媽媽的脊椎和關節健康。

72

幫寶寶洗澡

疼痛部位 × 脊椎（頸、背、腰）、骨盆‧髖關節、
膝蓋、腳踝‧腳‧腳趾

BAD　幫寶寶洗澡時，通常會把嬰兒澡盆放在浴室地板，接著低頭彎腰、彎曲膝蓋，蹲下或坐在低矮的沐浴椅上。這些姿勢對脊椎及髖關節、膝蓋和踝關節都是不利的。

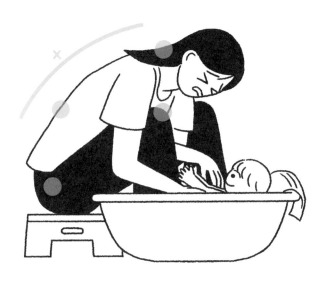

為了在幫寶寶洗澡時,也能保持自己的頸部和腰背挺直,最好將嬰兒澡盆調整到當你站直、手臂緊貼身體且手肘彎曲至90度左右時,前臂可以輕鬆靠在嬰兒澡盆上端的高度。如此一來,手臂便能支撐小孩的身體,減輕上肢關節的負擔,幫小孩擦身體時也不必怕弄濕而抬高肩膀,可預防肩夾擠症候群的發生。

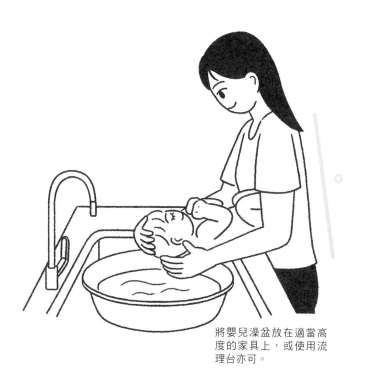

將嬰兒澡盆放在適當高度的家具上,或使用流理台亦可。

#73

躺著哄小孩睡覺

疼痛部位 × 脊椎（頸、背、腰）、肩膀、手肘、手腕、
骨盆·髖關節、膝蓋、腳踝·腳·腳趾

BAD 哄小孩睡覺或在旁一起休息時，大人通常通常會朝小孩的方向側躺。側躺容易扭傷脊椎和骨盆，而且必須彎曲髖關節和膝蓋來支撐身體，但如果過度彎曲，又會給關節帶來負擔。

此外，如果將被壓著的手臂彎曲起來或伸直，來支撐自己的頭部，可能會壓迫手臂的血管和神經，導致手臂發麻或失去知覺，而被壓著的手臂的肩膀、手肘和手腕也可能會疼痛。

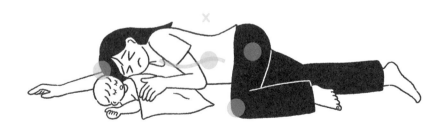

側躺與小孩一起睡覺時，要使用適合自己的枕頭，並在腰部下方墊護腰枕，使頭部、背部到腰部呈一直線。

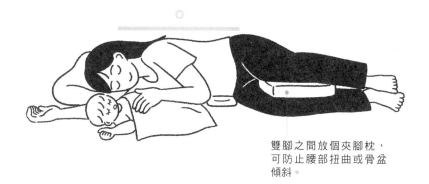

雙腳之間放個夾腳枕，可防止腰部扭曲或骨盆傾斜。

更多提醒

① 和小孩一起睡覺時，應該在床上睡

照顧小孩的大人，因為擔心孩子會從床上跌下來，經常會在地板鋪床墊陪小孩睡覺，但這對腰部和關節的健康很不好。和小孩一起入睡時，把小孩放在靠牆側，或者在小孩身邊放枕頭等，在夠大的床上睡覺，也對關節健康有好處。

② 躺著哺乳

因剖腹產而難以坐著的產婦，或在晚上哺乳時，建議用側躺姿勢哺乳。

#74

推嬰兒車

疼痛部位 × 脊椎（頸、背、腰）、肩膀、手肘、手腕·手指

BAD 如果用力推嬰兒車，身體會向前傾斜，可能會傷到頸部和腰部。如果再加上用手臂來推，更會增加兩側肩膀和手肘的負擔，只能用手指緊緊抓住把手或彎折手腕，需多加注意。推著嬰兒車時，用單肩背著裝滿小孩物品的包包，脊椎和肩膀容易向一側彎曲，並引起疼痛。

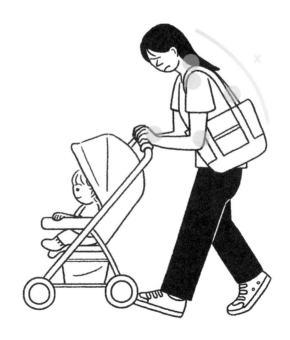

GOOD 保持頸部和腰背挺直,將雙臂緊貼身體兩側。手肘微彎,前臂和手部保持一直線,輕輕握住嬰兒車把手。以永久束腹帶姿勢(見第130頁)來強化核心力量,不要彎腰,而是用臀部和腿部的力量來推動嬰兒車。

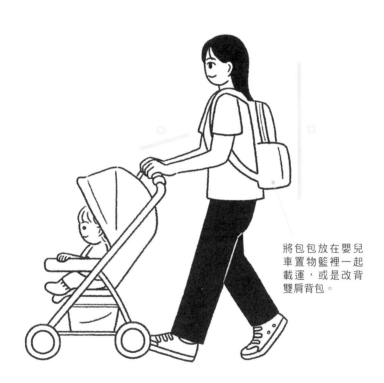

將包包放在嬰兒車置物籃裡一起載運,或是改背雙肩背包。

#75

抱小孩上下安全座椅

疼痛部位 × 脊椎（頸、背、腰）、骨盆‧髖關節、
膝蓋、腳踝‧腳‧腳趾

BAD 站在車外要將小孩放進或抱出安全座椅時，大人和小孩位置會呈90度方向，因此要想抱起小孩，必須扭轉頸部、腰部、骨盆或腿部。這個姿勢可能會造成脊椎椎間盤、髖關節、膝蓋以及踝關節的損傷。

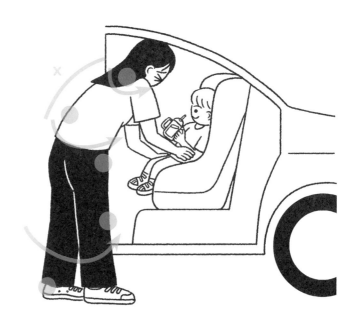

① 為了與小孩面對面，先站在車子外側，抬起一腳跨入車內，用髖關節鉸鏈姿勢將髖關節和膝蓋彎曲起來支撐身體。

② 另一腳伸直，踩在車外的地面上。

③ 盡量與小孩面對面，保持腰背挺直，將孩子抱緊貼在身上。

④ 將跨在車內的腿部膝蓋和髖關節伸直，將身體移動到車外。要抱小孩坐進安全座椅時，只要反過來進行就可以了。

請注意！
切勿彎腰。

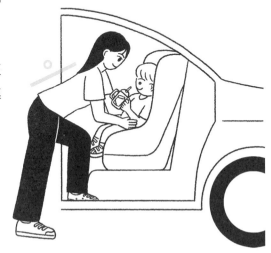

更多提醒

練習側弓箭步來幫忙上下車

帶小孩上下車的動作，就是側弓箭步。側弓箭步是鍛鍊臀部和大腿肌肉的運動，特別是大腿內側的肌肉，對減肥也很有效果。平時多練習的話，不僅能維持正確的姿勢，還能擁有苗條的身材，一舉兩得。

1) 雙手在胸前併攏，雙腿打開至與肩同寬。

2) 左腳向左跨一大步，如同坐在椅子般彎曲髖關節和膝蓋。請注意，膝蓋不能超過腳尖。另一腳伸直。

3) 將髖關節和膝蓋伸直，回到一開始的姿勢。另一腳也以相同步驟進行練習。

第一次進行這個練習時，如果動作不熟練，或者蹲下時感到膝蓋疼痛時，就不要完全蹲下，可將膝蓋彎曲一半程度就好（膝蓋彎曲45度左右後即伸直）。

76

餵食

疼痛部位 × 脊椎（頸、背、腰）、骨盆・髖關節、
膝蓋、腳踝・腳・腳趾

BAD 蹲著給寵物餵食飼料或零食時，通常必須低頭彎腰，而且大幅度彎曲髖關節和膝關節、踝關節，這個姿勢會對脊椎和下肢關節造成極大負擔。

此外，如果不是先在碗裡裝好飼料或水，而是蹲下來再倒進碗裡，身體蹲著蜷縮的時間就會更長，不利於飼主的關節健康。

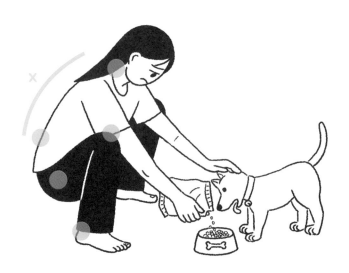

在餐桌或流理台等可以讓人伸直腰背的工作台上，先將飼料或水倒入寵物碗中備好。挺直腰背拿著碗，以彎曲髖關節和膝蓋的方式蹲下，或將一腳向後跨以單膝著地，一邊降低身體高度，一邊將飼料碗或水碗放在地上。

比起舉著手餵零食或直接放在手上餵食，將零食放著給寵物自己吃會更好。如果有必須由飼主親手遞送的零食，就以正確姿勢坐在椅子或沙發上，盡量不要彎腰或駝背。

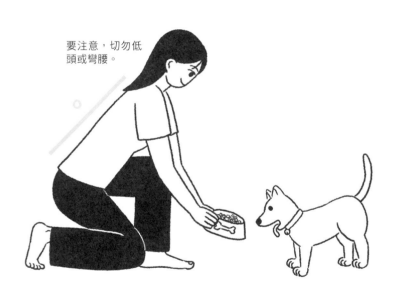

要注意，切勿低頭或彎腰。

#77

帶寵物散步

疼痛部位 × 脊椎（頸、背、腰）、肩膀、手肘、手腕、
骨盆・髖關節、膝蓋、腳踝・腳・腳趾

BAD 外出散步時，狗狗可以四處奔跑、嗅聞味道，是滿足寵物狗基本需求的日常活動。特別是在室內生活，活動範圍有限的寵物狗，散步可以減輕牠們的壓力，因此飼主要定期帶狗狗散步。此外，散步還能適當地運動身體，防止肥胖，保持健康，還能培養社交能力，以便與其他狗狗或人類融洽地相處。

散步時必須控制好寵物，為了周邊行人的安全，一定要繫好狗鏈或背帶。但如果狗狗突然轉向或暴衝，抓住牽繩的飼主可能會被拖行而受傷。特別是大型犬或體重重、力量大的寵物狗突然加快速度的話，手腕會因瞬間的反作用力而扭傷，進而引發腱鞘炎等症狀。

此外，手肘或肩膀受到拉扯，嚴重時可能會導致脫臼或肌腱損傷。如果頸部和腰部彎曲，則會導致椎間盤破裂等問題。不僅如此，追逐快速奔跑的狗狗時，也可能會因此踩空，導致腳踝扭傷，嚴重時可能會摔倒，造成骨折等嚴重傷害，因此一定要特別注意。

也有許多家庭同時飼養兩隻以上的狗狗。當同時帶多隻寵物出門散步時，為了好好控制牠們，就必須更頻繁地轉身。此外，由於要同時承受多隻狗同時拉扯的力量，會對脊椎和關節造成很大的負擔，對飼主的關節健康不利。

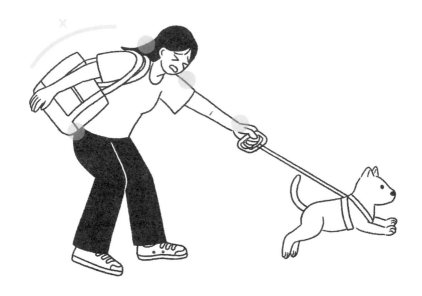

GOOD 　若要預防帶狗狗散步時受傷，可以把牽繩稍微放長一點。因為狗狗在突然暴衝或改變方向時，如果牽繩長度有點餘裕，就能在飼主身體被拉動之前，跟著一起跑步或配合改變方向等，可以較靈活地應對。

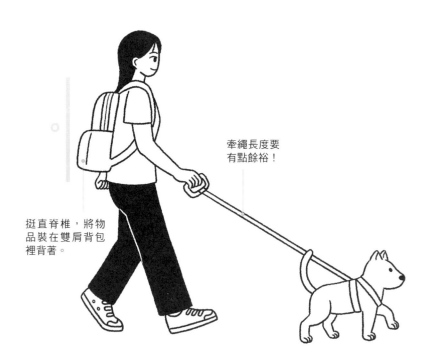

牽繩長度要
有點餘裕！

挺直脊椎，將物
品裝在雙肩背包
裡背著。

與其同時帶好幾隻狗同時散步，不如一次帶一隻狗，抓住牽繩，挺起胸膛，挺直脖子和腰，以正確的姿勢走路。如果將空著的手放在口袋裡走路，會很難快速應對摔傷等突發情況，所以手臂要向一旁伸出，自然地擺動走路。

更多提醒

① 寵物用品要用雙肩背包背著

裝有狗零食、水、便便袋等物品的包包，比起側背或手提的款式，最好使用可以保持脊椎平衡的雙肩背包。

② 不要和狗狗玩拔河遊戲

和狗狗玩耍可以加強與飼主的情感連結，促進情感發展，並提供依據強度進行鍛鍊和運動的時間。但在許多遊戲中，和狗玩拔河對關節並不健康。拔河比賽是讓狗咬著玩具一側，飼主用手拉扯玩具的遊戲，這時狗狗會搖晃頭部或用全身的力量拉扯玩具。

飼主為了支撐，腰、肩膀、手肘、手腕乃至抓著住玩具的手指都會感到疼痛。大型犬用力拉扯玩具的話，飼主會因為反作用力而扭傷頸部，甚至導致骨盆、膝蓋和踝關節扭曲，非常危險。將拔河改成丟球或接飛盤等遊戲，便能與心愛的寵物犬一起玩耍，同時照顧到關節健康，一舉兩得。

78

抱起寵物

疼痛部位 × 脊椎（頸、背、腰）、肩膀、手肘、手腕、
骨盆・髖關節、膝蓋、腳踝・腳・腳趾

BAD　帶寵物外出搭乘電梯或過馬路、散步時，難免會遇
到必須抱起寵物的情況。這時如果保持雙腿伸直，
只彎下腰來抱，不利於脊椎椎間盤的健康。而如果
膝蓋大幅度彎曲蹲下抱起寵物，則會對髖關節或膝蓋造成損傷。

抱起寵物時，如果伸長雙手去抱，在手臂遠離身體的情況下，飼
主感受到的重量會比寵物的實際體重來得沉重。因此，腰、肩
膀、手肘、手腕等上肢關節受到的壓力會更大。尤其是如果用錯
誤的方法抱起或抱著寵物，牠們會不斷掙扎或扭動身體，此時為
了不讓寵物掉下來，全身關節需要施加更多力氣，對飼主的關節
健康更加不利。

會造成寵物關節健康惡化的姿勢也不少。只抓住脖頸、尾巴、抓著前腿抬起的姿勢；或是突然抱起，可能也會使寵物受到驚嚇。另外，應避免垂直抱起或將腹部朝上抱起，會造成寵物脊椎椎間盤損傷。將雙手放在寵物前腳腋下抱起時，可能會造成肩膀脫臼、關節炎甚至韌帶受損，應避免這些危險的姿勢。

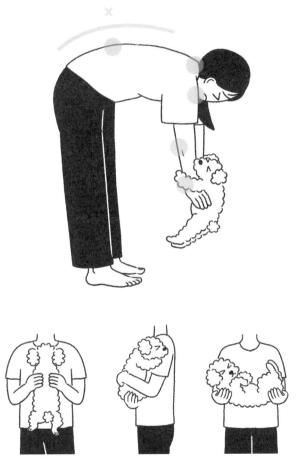

會危害寵物關節健康的抱起姿勢

需要抱起寵物的時候，可以採取第217頁「65. 抱起
與放下小孩」的方法：

① 將寵物放在正前方，保持頸部和腰背挺直，彎曲兩側髖關節和
膝蓋，或將一腳向後跨以單膝著地。雙臂緊貼身體兩側，抱起寵
物，盡量讓寵物貼近自己。

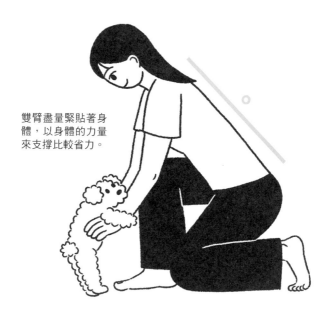

雙臂盡量緊貼著身
體，以身體的力量
來支撐比較省力。

此時，為了不讓寵物因為驚嚇或不適而掙扎，在抱之前應該先輕撫或呼喚牠的名字提前發出信號，以正確的姿勢慢慢抱起。

所謂抱寵物的正確姿勢，指的是：將一隻手臂放在寵物前腿後側，支撐其胸部，用另一隻手臂支撐臀部；或者將寵物放在身體側邊，一手環抱頸部以下的胸部，另一手托著臀部下方的後腿。

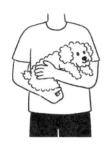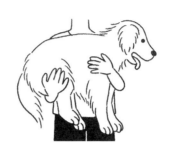

② 保持腰背挺直的姿勢，腹部施力，將髖關節和膝蓋伸直，用下半身的力量慢慢抱起寵物。

更多提醒

不要把寵物從高處突然放到地上

將抱起的寵物放下時，也要以正確姿勢，將步驟反過來進行。如果在寵物還沒完全落地前讓牠直接跳下來，會因反作用力傷及飼主的脊椎或關節，同時也會造成寵物的膝關節脫臼或關節炎等諸多關節疾病，因此要確認寵物的四腳是否完全踩到地板後再放手。

#79

清理寵物排泄物

疼痛部位 × 脊椎（頸、背、腰）、骨盆·髖關節、
膝蓋、腳踝·腳·腳趾

BAD 散步途中，若為了撿拾寵物糞便而時不時低頭彎
腰，以及蹲下來清理的姿勢，可能會造成椎間盤損
傷。在家中清理寵物排泄物或尿墊而蹲下的姿勢，
一樣對關節健康不利。

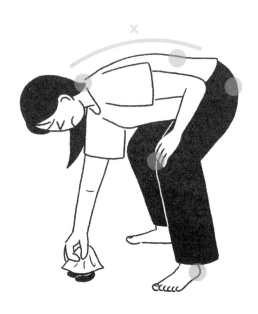

可參照第141頁「34. 撿拾小東西」的步驟,保持「永久束腹帶」姿勢(見第130頁),將一腳向後跨一步,以腳尖著地,接著彎曲髖關節,以後膝跪地的姿勢撿起排泄物。

或者用一手扶著牆壁、樹木、家具等,在維持永久束腹帶的狀態下,一邊向後抬起一腳,一邊彎曲髖關節,將上半身前傾來撿拾。熟練了之後,就可以不用扶著牆壁。

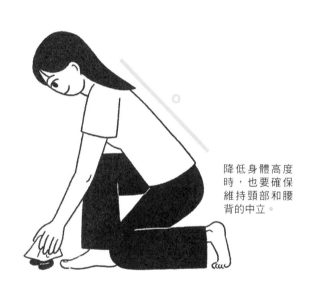

降低身體高度時,也要確保維持頸部和腰背的中立。

更多提醒

腰痛症狀嚴重的時候,使用長夾來處理排泄物

飼主若有嚴重的腰背疼痛問題,或需要在室外飼養大型犬,經常清理很多排泄物時,最好使用較長的長夾來幫忙,可以更加省力地保護腰背和下肢關節。

#80

幫寵物洗澡

疼痛部位 × 脊椎（頸、背、腰）、肩膀、手肘、手腕、
骨盆‧髖關節、膝蓋、腳踝‧腳‧腳趾

BAD 　幫寵物洗澡時，通常會把寵物放在浴室地板或浴缸裡，彎著脖子和腰、曲膝蹲下，或坐在低矮的沐浴椅上來進行。以上姿勢都會對脊椎以及髖關節、膝蓋和踝關節造成負擔。此外，如果蹲下後為了拿蓮蓬頭，將手臂伸到頭頂上，可能會引起肩膀疼痛。拿起蓮蓬頭時，彎折手腕或用力緊握的習慣，也容易使手肘、手腕和手指關節受傷。

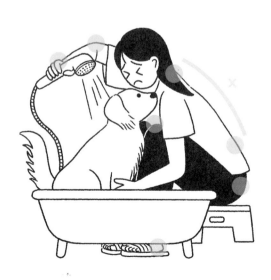

如果是小型寵物，先將浴盆的高度調整到適合飼主操作的高度，也就是：當飼主站立，手臂貼在身體兩側、手肘彎曲約90度時，前臂可以輕鬆靠在浴盆上的高度。這麼一來，幫寵物洗澡時，因為要保持頸部和腰背挺直，固定住寵物的手臂便能靠身體支撐，減輕對上肢關節的負擔。

此外，替寵物擦拭身體時，手臂也不能高過肩膀，就能預防肩夾擠症候群。所以最好將寵物浴盆放在適當高度的家具上，或者在浴缸上放置物架，墊高寵物浴盆高度。

另一方面，大型寵物洗澡會比小型寵物花費更長的時間，可以購買升降式浴盆，把寵物調整至飼主腰部的高度。但如果家中空間不足或礙於價格等因素，為了脊椎和關節的健康，建議去寵物自助澡堂使用可以調整高度的浴盆，或請專人到府來幫忙。

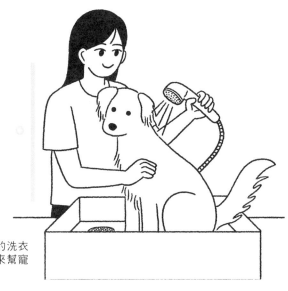

也可在陽台的洗衣槽或流理台來幫寵物洗澡。

#81

使用寵物外出包

疼痛部位 × 脊椎（頸、背、腰）、肩膀、手肘、手腕、
骨盆・髖關節、膝蓋、腳踝・腳・腳趾

BAD 　攜帶寵物外出時，大部分會用金屬或塑膠製成的堅
固外出籠，或是單肩背的外出包款式。如果將外出
包側背或只用單手提著，身體的重心會向另一側傾
斜，造成脊椎不平衡，並且會對背著籠子或包包該側的肩關節反
覆施加壓力。

尤其是，如果把肩帶拉得很長，並
且只用一側肩膀背著，或者把包包
掛在手肘上，外出包會遠離身體而
難以固定，每走一步外出包都會晃
動，連帶使得身體的重心不穩。這
樣會增加關節的負擔，必須避免以
上姿勢。

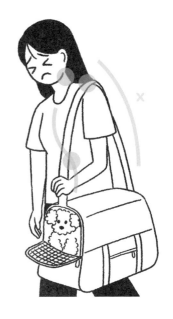

如果不是為了要搭乘飛機等特殊情況,為了飼主的關節健康,輕便的外出包會比沉重的運輸籠理想。

以斜背方式背的時候,將背帶盡量縮短,從一側肩膀斜背到另一側的腰部,讓外出包盡可能也貼近身體。這是為了將包包的重量分散到左右兩側,最大限度減少對脊椎的負擔。

以單肩包的形式背著時,將背帶長度調整到手可以掛在肋骨附近、抓住背帶固定著的高度,背在肩上。挺直腰背和肩膀,每20～30分鐘就換邊背,保持身體的平衡。(見第69頁「12.側背背包」)

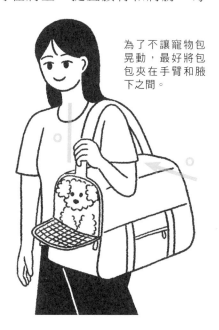

為了不讓寵物包晃動,最好將包包夾在手臂和腋下之間。

更多提醒

使用後背包或拉桿式外出包

如果腰痛嚴重或需要長時間背著寵物,為了保持身體的平衡,最好使用可以將重量分散到雙肩的後背包(見第67頁「11.背背包」),或是寵物推車(見第185頁「50.推賣場推車」)。

【全圖解】這個姿勢超 NG！
糾出生活中的姿勢陷阱！從起床、工作到就寢，
韓國復健專家圖解矯正 150 種令人意想不到的 NG 慣性姿勢，徹底解放你的痠痛！
자세가 잘못됐습니다

作　　　者	李鍾旼 이종민
譯　　　者	楊爾寧
封 面 設 計	翁秋燕
內 頁 排 版	高巧怡
行 銷 企 劃	蕭浩仰、江紫涓
行 銷 統 籌	駱漢琦
業 務 發 行	邱紹溢
營 運 顧 問	郭其彬
責 任 編 輯	劉淑蘭
總 編 輯	李亞南
出　　　版	漫遊者文化事業股份有限公司
地　　　址	台北市103大同區重慶北路二段88號2樓之6
電　　　話	(02) 2715-2022
傳　　　真	(02) 2715-2021
服 務 信 箱	service@azothbooks.com
網 路 書 店	www.azothbooks.com
臉　　　書	www.facebook.com/azothbooks.read
發　　　行	大雁出版基地
地　　　址	新北市231新店區北新路三段207-3號5樓
電　　　話	(02) 8913-1005
訂 單 傳 真	(02) 8913-1056
初 版 一 刷	2024年3月
定　　　價	台幣450元

ISBN　978-986-489-912-8
有著作權‧侵害必究
本書如有缺頁、破損、裝訂錯誤，請寄回本公司更換。

자세가 잘못됐습니다
(The posture is wrong)
Copyright©2023 by 이종민 (LEE JONGMIN, 李鍾旼)
All rights reserved.
Complex Chinese Copyright©2024 by AZOTH BOOKS
Complex Chinese translation Copyright is arranged with
ONE & ONE BOOKS
through Eric Yang Agency

國家圖書館出版品預行編目 (CIP) 資料

【全圖解】這個姿勢超NG!：糾出生活中的姿勢陷
阱！從起床、工作到就寢，韓國復健專家圖解矯正
150 種令人意想不到的NG 慣性姿勢，徹底解放你的
痠痛！/李鍾旼著；楊爾寧譯. -- 初版. -- 臺北市：漫遊
者文化事業股份有限公司, 2024.03
256　面 ; 14.8X21 公分
譯自：자세가 잘못됐습니다
ISBN 978-986-489-912-8(平裝)
1.CST: 姿勢 2.CST: 健康法
411.75　　　　　　　　　　　　　　113001618

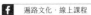